JN017030

子育て支援

監修・執筆
●
小橋明子

編集・執筆
●
木脇奈智子

執筆
●
小橋拓真
川口めぐみ

中山書店

序

　子育ては長い時間をかける一大事業です．未来を担う子どもを育てるために
は，決して親のみでなく，親族や近隣の人々，そして社会全体の手助けが必要で
す．

　しかし，現代の日本社会では，都市化・核家族化が進行し，近隣とのつながり
が希薄になり，世代間で子育て経験を受け渡したり，子育て中の親同士が支えあ
う機会も少なくなってきています．親自身も自分の子どもを産む前に，小さな子
どもの面倒をみたことがない親が増えてきている現状があります．

　子どもは親を通じて他の子どもとのつながりを広げていきます．しかし，現代
の親は親同士のつながりが薄いので，必然的に子どもも保育所や幼稚園に行かな
ければ他児と関わる機会が少ないのが現状です．子どもは人と人との関係で，あ
るいは自然のなかで育つものですが，必ずしもそのような環境は保障されなくな
りました．

　このような社会状況のなかで，子育てを社会が後押しする意味で「地域子育て
支援拠点事業」(2008 年)が始まりました．この事業は社会的課題である「子育て
不安」，「孤立する育児」，「児童虐待」などへの対策として，すべての家庭を対象
とし，親同士の交流，地域の子育て情報の提供，子育てに関する相談・助言をう
ける場として定着してきています．

　そのため現在，保育士には，保育所に入所している子どもや保護者だけではな
く，地域で子育てをしている子どもや保護者に対しても，専門知識や技術を活か
して支援をするという役割が求められています．

　本書では，上記のような問題意識を踏まえて，子どもや保護者のおかれている
現状や子育て支援サービスの実態を学ぶとともに，諸外国の子育て支援の現状に
ついても学びます．

　平成 30 年の保育所保育指針の改定に伴って，これまでの「相談援助」と「保育相
談支援」は，「子育て支援」という新教科目になったことから，新カリキュラムを
踏まえ，最新の情報を盛り込みながら，このたび保育士養成課程のテキストとし
て新たに『子育て支援』を上梓いたしました．

本書では，各章に「演習」を多く取り入れ，皆で話しあったり調べたりしながら学びを深めるように工夫しているので，アクティブラーニング形式でも活用できると考えます．

　本書が皆様の学習や実践に役立ち，子どもと親の幸せにつなげていただけたら幸いです．

　なお，「障害児」の「害」は「妨げになるもの，わざわい」の意味があるため，近年では，自治体の約半数が平仮名で「がい」と表記するようになっており，本書も障害の「害」を原則として平仮名の「がい」で表記しております．

　末尾ではありますが，本書の刊行に際し，熱意をもってご支援くださった中山書店の佐藤貢氏，鈴木幹彦氏に，紙面を借りて深く感謝の意を表したいと思います．

令和2年5月

執筆者を代表して　小橋明子

目次

執筆担当者一覧

小橋明子 ……………… 第 1 章 1-1（1，2），第 3 章 3-1，3-2

木脇奈智子 ………… 第 1 章 1-1（5），第 2 章 2-2，第 4 章

小橋拓真 …………… 第 1 章 1-2（5，6），第 2 章 2-1，2-4 ②〜2-6，第 5 章

川口めぐみ ………… 第 1 章 1-1（3，4，6），1-2（1〜4），第 2 章 2-3，2-4 ①

本書の事例にでてくる人名，施設名はすべて仮名です．実在の人物，施設とは関係がありません．

執筆者紹介

監修 / 執筆　小橋明子（こはし あきこ）

北海道立衛生学院保健婦科卒業，中央福祉学院通信課程卒業
31年間，札幌市役所で保健婦として勤務し，その後10年間，札幌大谷大学短期大学部保育科（准教授）で保育士養成の教育にあたる．
担当科目：子育て支援特論，子どもの保健，乳児保育，相談援助，保育相談支援等．
現職：こども學舎
保有資格：看護師，保健師，養護教諭1級，介護支援専門員，社会福祉主事

編集 / 執筆　木脇奈智子（きわき なちこ）

北海道大学教育学部卒業，お茶の水女子大学大学院　家政学研究科修士課程修了，城西国際大大学院博士課程修了，博士（比較文化）
子育て支援政策と子育て現場の橋渡しをする研究を継続，北欧の家族支援を研究中．
担当科目：藤女子大保育学科で2009～2017年まで，子育て支援理論，子育て支援演習を担当．
現職：藤女子大学人間生活学科教授，藤女子大学大学院人間生活研究科教授

執筆　小橋拓真（こはし たくま）

九州保健福祉大学大学院（通信制）連合社会福祉学研究科博士（後期）課程修了
本別町社会福祉協議会にて保健師として地域住民による子育てサロン活動を支援，札幌市豊平区第二地域包括支援センターでは，保健師として子どもから高齢者まで対象とした総合相談業務等を行う．こども學舎にてこどもの保健や社会的養護等を担当した．
担当科目：北海道文教大学人間科学部看護学科で，在宅看護援助論Ⅰ・Ⅱ，在宅看護論実習，看護研究Ⅱを担当．
現職：北海道文教大学人間科学部看護学科

執筆　川口めぐみ（かわぐち めぐみ）

北海道大学大学院教育学院修士課程修了
札幌市内の幼稚園で幼稚園教諭として勤務後，札幌大谷大学短期大学部保育科，駒沢女子短期大学保育科等で保育者養成に携わり現在に至る．
担当科目：心理学概論（こころの形成），乳幼児心理学，カウンセリング論等．
現職：東京未来大学こども心理学部

第 1 章

子育て支援とは

1-1

保育士が行う
子育て支援の特性

● 核家族の増加など，家族を取り巻く環境の変化のなかで，子育てする家庭の保育ニーズも多様化してきている．本章では，家族の環境がどのように変化してきたか，歴史的な変遷や価値観の変化などを多面的に学び，その原因についても考えていく．

● 多様化する保護者のニーズに対して，保育士はどのような方法でコミュニケーションをとったらよいだろうか．保護者との信頼関係を築くための，相談や助言についての基本的な考え方や技術を学ぶ．

● 現在では，保育士がかかわる子育て支援は保育所のなかにとどまらず，地域社会の子育てにかかわる人々全体を支援する必要がある．これからの保育士が必要とする子育て支援の在り方について，考えながら学んでいこう．

1 保育所における子育て支援とは

📖 学習のねらい

1. なぜ，保育所に子育て支援が必要になってきたのか，その背景を考える．
2. 保育士が行う子育て支援の特性について学ぶ．

- 保育所や地域で子育て支援にかかわる職種は保育士のみではなく他の専門職（保健師・看護師・栄養士・社会福祉士・心理士など）もかかわっている．
- では，保育士の行う子育て支援とはどのようなことを指すのか？　その前に保育所に子育て支援が必要になってきた背景から考えてみよう．

保育所に子育て支援が必要になってきた背景

人口・家族構成，地域社会の変化

考えてみよう！
保育所に子育て支援が必要になってきた背景を考えてみよう．

- 現在，核家族化の進行により，家庭では育児の伝承が難しくなり，また，家族構成員の減少により育児協力が得られにくい現状がある．さらに，都市化が進み近隣関係は希薄となり，地域の弱体化が進み，子育て家庭に対する社会的な支援が必要な状況になってきている．
- 家族や地域の変化と併せ，日本の人口の数年の経緯などをみると，2010 年の 1 億 2806 万人をピークに人口の減少を迎えている．このままいくと 2055 年には 1 億人を割って 9744 万人となることが推測されている（❶）．
- さらに，人口規模を年齢 3 区分別(0 ～ 14 歳，15 ～ 64 歳，65 歳以上)でみ

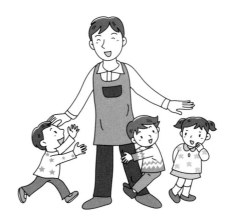

❶ わが国の総人口および人口構造の推移と見通し

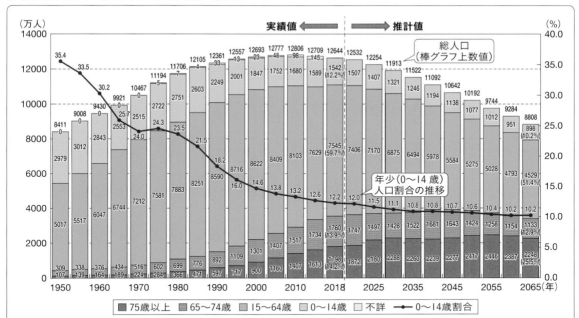

資料：2015 年までは総務省「国勢調査」，2018 年は総務省「人口推計」（平成 30 年 10 月 1 日現在確定値），2020（令和 2）年以降は国立社会保障・人口問題研究所「日本の将来推計人口（平成 29 年推計）」の出生中位・死亡中位仮定による推計結果．

注：2018 年以降の年齢階級別人口は，総務省統計局「平成 27 年国勢調査　年齢・国籍不詳をあん分した人口（参考表）」による年齢不詳をあん分した人口に基づいて算出されていることから，年齢不詳は存在しない．なお，1950 ～ 2015 年の年少人口割合の算出には分母から年齢不詳を除いている．

注：年齢別の結果からは，沖縄県の昭和 25 年 70 歳以上の外国人 136 人（男 55 人，女 81 人）及び昭和 30 年 70 歳以上 23328 人（男 8090 人，女 15238 人）を除いている．

（内閣府．令和元年版　少子化社会対策白書．2019．p.2）

ると，年少人口（0 ～ 14 歳）は，2060 年には 1000 万人を割ると推測されている．年少人口割合を世界的（国連推計）にみると平均が 26.1％であるのに対し，わが国は 12.2％と低い状況である（内閣府，2019．❷）．

- 人口減少の要因は少子化によるものであるが，少子化の背景には晩婚，非婚などの影響が大きいことはよく知られている（阿藤，1982）（岩澤，2002）．
- 少子化により，地域では異年齢の子ども集団の衰退で子どもの社会性が育たないことが危惧されている．

親や子どもを取り巻く状況の変化

- 子どもを取り巻く状況をみると，子どもの発達に欠かせない空間（遊び場）が少なくなってきたうえに，個室が与えられ，電子機器の普及で室内の一人遊びが増え，人との交流が少なくちょっとしたことで"キレやすい"子どもが増えてきた（内閣府，2015）．
- さらに，女性の社会進出の急増により，保育所待機児童数は，2017 年には 26,081 人まで増加したが，近年は減少傾向にあり，2019 年は 16,772 人とな

阿藤 誠．わが国最近の出生率低下の分析．人口学研究．1982：5．17-24．

岩澤美帆．近年の期間 TFR 変動における結婚行動および夫婦の出生行動の変化の寄与について．人口問題研究．2002：58（3）．15-44．

内閣府．平成 27 年版　子ども・若者白書．2015．

❷ 諸外国における年齢（3区分）別人口の割合

国　名	年齢（3区分）別割合（%）		
	0〜14歳	15〜64歳	65歳以上
世界	26.1	65.6	8.3
日本	12.2	59.7	28.1
ドイツ	13.1	65.8	21.1
イタリア	13.7	63.9	22.4
韓国	13.9	73.1	13.0
ポーランド	14.9	69.5	15.6
スペイン	14.9	66.2	18.9
シンガポール	15.5	72.8	11.7
カナダ	16.0	67.9	16.1
ロシア	16.8	69.7	13.5
スウェーデン	17.3	63.1	19.6
イギリス	17.6	64.3	18.1
中国	17.7	72.6	9.7
フランス	18.3	62.8	18.9
アメリカ合衆国	19.2	66.1	14.6
アルゼンチン	25.2	63.9	10.9
インド	28.7	65.7	5.6
南アフリカ共和国	29.3	65.6	5.1

資料：United Nations "World Population Prospects The 2017 Revision Population Database"
注：ただし，諸外国は2015（平成27）年時点の数値，日本は総務省「人口推計」（平成30年10月1日現在確定値）による.

（内閣府．令和元年版　少子化社会対策白書．2019．p.4）

っている．待機児童は，低年齢児（0〜2歳）が多い状況である．したがって，保育所の需要はますます高くなってきており，待機児童の課題が社会的関心を呼んでいる（❸）.

• 2019年就学前児童の保育所等利用率は45.8％で，1・2歳児に限ると48.1％である（❸）.

❸ 保育所等待機児童数および保育所等利用率の推移

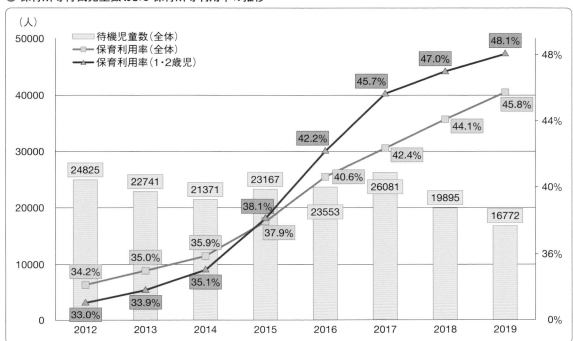

（厚生労働省. 保育所等関連状況取りまとめ〈平成 31 年 4 月 1 日〉. 2019. p.3.）

共稼ぎ世帯の増加で母親に負担が集中

- 保育所に子どもを預けて働く母親にとって，家事，育児，仕事の負担が大きく，就業継続の希望がかなわず退職する女性も多く，第 1 子出産前後の女性の継続就業率は 53.1％にとどまっている（国立社会保障・人口問題研究所，2015）.

- 保護者の多様なニーズに応えるため，保育所は，朝 7 時ごろから子どもを受け入れ，夜は 19 時，20 時までの「延長保育」を行っている保育所が多い．さらに，夜間保育，休日保育といった多様な形態の保育が行われている.

国立社会保障・人口問題研究所. 第 15 回出生動向基本調査（夫婦調査）. 2015.

▶ **女性の継続就業率**（参照：第 1 章 1-1 **2** 家族を取り巻く情勢の変化 p.16）

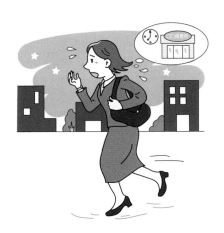

保育所のもつ役割機能が地域にも拡大

【参考】
厚生労働省編『保育所保育指針解説（平成30年3月）』フレーベル館，2018，p.339.

- 保育所保育指針解説には，「保育所保育の専門性を生かした子育て支援を積極的に行うよう努めること」とある（厚生労働省，2018）．
- 従来の保育所は通所している親子を対象に支援してきたが，園庭開放など地域の子育て家族にも親子の交流の場や相談・助言の窓口を設けている．また，地域の育児情報の提供や親子の相談・助言を実施している地域子育て支援拠点事業などとも連携をとっている．

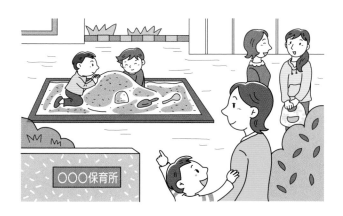

保育所の特性を生かした子育て支援

子育て支援は日常の保育と一体に行われる

- 保護者に対する子育て支援は，日々の送迎時などの支援を通して各家庭の実態を踏まえ，保護者の思いを受け止め信頼関係の構築を基本にし，保護者の自己決定を側面的に支援する．
- 保育士は，日々の保護者との触れ合いの場で育児に関する情報を提供したり，子どもの様子を伝えたり，家庭と保育所との生活の連続性をつなげたりする．
- それによって，保育所は子ども同士の社会性を育んだり，子どもの発達を継続的に支援することができる．
- また，保護者に対し子育ての情報提供や育児の相談・行動見本を提示するなど，親の養育能力の向上を図ることができる．

保育所の特性

- 保育所は，0歳から就学前の子どもが集まり，子ども同士の触れ合いの場や保護者支援の場となっている．
- さらに，保護者会，園の行事などを通して保護者同士の出会いをつくる場と

演習

話し合ってみよう！

保育所の特性を生かして家族や地域にどんな支援ができるのか話し合ってみよう．

なり，親同士の仲間づくりの自主活動に発展する契機ともなる.
- また，保育士をはじめとして栄養士，看護師などの保育に必要な専門職が，家庭と緊密な連携の下に子どもの状況や発達過程を踏まえながら養護および教育を一体的に行うことができる.
- 子どもが安心して過ごせるふさわしい空間や設備(安全)などがある.
- 地域で子育てしている家庭に対し，保育所が有する大型遊具のある遊び場(園庭など)を開放し，来園してくる地域の子育て家庭に対し育児の相談・助言の場として窓口を開いている.
- 園によっては地域で実施している行事などに参加し，地域住民と園児との交流を図っている.
- 公的施設として地域の町内会や婦人部，民生委員(児童委員を兼務)など地域の関係者や関係機関(自治体，小学校，病院など)との連携・協働を図っている.
- 地域で子育てしている母親が体調を崩したり，用事があって育児ができない場合，保育所には一時的に子どもを預かる(一時保育)サービスがある.
- 障がい児と一般児がともに育ちを経験する場としてインクルージョン(包括的保育)を実施し，一般児は，障がいに対する理解を深め，障がい児はさまざまな刺激をうけて成長していく場を設けている. 近年は，保育所における障がい児の数も増加している(❹).

調べてみよう！

保育所に障がい児の入所が増えてきているが，療育機関との連携について調べてみよう.

インクルージョン

インクルージョンとは，ハンディのある子どもがいて当たり前という前提に立って一人ひとりの違いを認め個々のニーズに対応し，一般児と障がい児が「ともに育つ」という考え方の保育である.

❹ 保育所における障がい児の増加

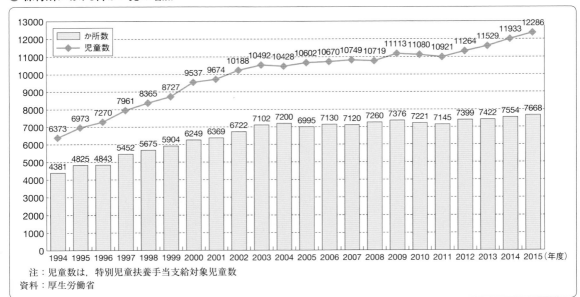

注：児童数は，特別児童扶養手当支給対象児童数
資料：厚生労働省

(内閣府. 平成29年版 障害者白書. 2017. p.67.)

❺ 子育て支援における保育所と環境面の調整

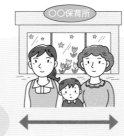

【保育所】
（子ども・親・保育士）

【環境面】
・地域の子育て家庭
・社会資源（関係機関など）
・地域の組織（町内会など）
・自然（河川・広場など）
・子育てしやすい社会

保育所は地域の子育て支援の中核

- 保育所は，働いている親にとっては，仕事と子育ての両立支援である．しかし，子どもの育つ環境も著しく変化（生活体験の乏しさ，生活リズムの乱れなど）し，母親の家事・仕事・育児の負担感は，保育所の保育だけでは軽減されず，環境面の調整は関係機関との連携を図りながら支援している（❺）．

子育て支援のねらい

- 子育ては乳幼児時期に限らず，子どもが成人するまで保護者がかかわる大事業である．したがって，保護者が安心して子育てに喜びがもてるように支援することが，子どもの最善の利益を守ることにつながる．
- そこで，保護者への相談・支援というのは，相手がすべきことを代行するのではなく，相手ができるように励ましたり，承認したり（肯定の意思を表示すること）することであり，課題解決に向けて本人の自己決定を側面的に支援することが大切である．

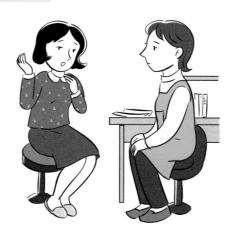

Topics

「支援」と「援助」の違いは

　授業で学生から支援と援助の違いについて質問を受けることが多々ある．日本語で調べると「支援」は「支え助けること」で支援者は支えるだけで，最終的には本人がするという意味合いがあり，援助は国語辞書で「本人ができないことを代わりにやってあげること」と記している．

　たとえば 0 歳児のおむつ交換は自分でできないので「おむつ交換の援助」となり，3 ～ 4 歳児は保育者が声がけをしながら着脱のアドバイスをしたり，少しだけ靴を履くことに手を貸したりすることは，子どもの能力が身につくようにする「ねらい」がある場合は支援となる．保育の支援は，本人や家族が自分の力で問題解決が図れるように情報を提供したり，また，環境を調整するなど，支援者は側面的な支えを中心に行うことが大切である．しかし，支援と援助のことばの扱いについては，その時の課題内容や本人の対処能力により変わってくる場合があることを考慮することが必要である．

● 引用・参考文献
- 内閣府．令和元年版　少子化社会対策白書．2019．p.2, 4.
- 阿藤 誠．わが国最近の出生率低下の分析．人口学研究．1982：5. 17-24.
- 岩澤美帆．近年の期間 TFR 変動における結婚行動および夫婦の出生行動の変化の寄与について．人口問題研究．2002：58（3）．15-44.
- 内閣府．平成 27 年版　子ども・若者白書．2015.
- 厚生労働省．保育所等関連状況取りまとめ（平成 31 年 4 月 1 日）．2019．p.3.
- 国立社会保障・人口問題研究所．第 15 回出生動向基本調査（夫婦調査）．2015.
- 厚生労働省編『保育所保育指針解説（平成 30 年 3 月）』フレーベル館．2018．p.339.
- 内閣府．令和元年版　障害者白書．2017．p.67.
- 須永 進『乳児保育の理解と展開』同文書院．2019.
- 全国保育団体連絡会・保育研究所編『保育白書 2018 年版』ちいさいなかま社．2018.
- 厚生労働省．仕事と育児の両立支援策について．2019．https://www8.cao.go.jp/shoushi/shoushika/meeting/taikou_4th/k_2/pdf/s4.pdf

2 家族を取り巻く情勢の変化

📖 学習のねらい

1. 家族構造の変化，家族を取り巻く社会環境や経済環境の変化を知る.
2. 人々の価値観に対する変化を学ぶ.

- 子どもの存在は，大人にとって愛らしい存在であり，生活の活力にもつながっている．近年の子育ては，家族構造の変化，地域・社会環境の変化を受け，親の育児不安や子育ての負担感が強くなってきている.

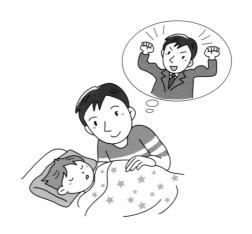

家族構造の変化

- 家族は一番小さな社会単位である．高度経済成長期を経て家族は大きく変容してきた．**大きな変化は，少子化・都市化の進展と産業構造の変化（一次産業の減少）による家族構成員の減少と一人親世帯と単身世帯の増加である**（❶）.
- 現在，核家族といわれる夫婦世帯，夫婦と子ども世帯，ひとり親と子どもの世帯が全体の約6割を占めている.
- また，単独世帯が増え続け27.7%で全体の約3割弱を占めている．単身世帯の内訳は，進学や就職で実家を出た若者や単身赴任もあるが，最も多いのが高齢者の一人暮らしである.
- 三世代同居は1986年には15.3%であったが2018年には5.3%と大きく減少

三世代同居

祖父母，子ども，孫が同居している家族をいう.

❶ 家族構成比の推移

(年)	①単独世帯	②夫婦のみの世帯	③夫婦と未婚の子のみの世帯	④ひとり親と未婚の子のみの世帯	⑤三世代世帯	⑥その他の世帯
1986	18.2	14.4	41.4	5.1	15.3	5.7
1989	20.0	16.0	39.3	5.0	14.2	5.5
1992	21.8	17.2	37.0	4.8	13.1	6.1
1995	22.6	18.4	35.3	5.2	12.5	6.1
1998	23.9	19.7	33.6	5.3	11.5	6.0
2001	24.1	20.6	32.6	5.7	10.6	6.4
2004	23.4	21.9	32.7	6.0	9.7	6.3
2007	25.0	22.1	31.3	6.3	8.4	6.9
2010	25.5	22.6	30.7	6.5	7.9	6.8
2013	26.5	23.2	29.7	7.2	6.6	6.7
2016	26.9	23.7	29.5	7.3	5.9	6.7
2017	27.0	24.0	29.5	7.2	5.8	6.5
2018	27.7	24.1	29.1	7.2	5.3	6.6

⑦核家族世帯(②③④)

(厚生労働省.平成30年 国民生活基礎調査の概況.2019.)

している.同居世帯が減少すると,子育て家庭にとって育児のサポート役が身近にいないこととなる(厚生労働省,2019).

厚生労働省.平成30年国民生活基礎調査の概況.2019.

家族を取り巻く社会・地域環境の変化

- 経済の低迷,長寿社会,IT産業の進展,産業構造の変化などが家族を取り巻く暮らしや価値観に影響を与えている.
- 特に大きな変化は,マスメディアのような情報社会の進展である.
- テレビ,インターネット,携帯電話などの電子機器の普及で,世界中の情報は見る人の年齢(大人・子ども)や地域(都市・地方)にかかわらず平等に瞬時に情報が手に入る時代である.
- これは,肯定的な意味でも否定的な意味でも人の価値観や文化の醸成において,与えた影響は大きいと考える.

子ども仲間の減少

- 子どもは遊びを通して人とのかかわりや社会におけるルールなどを学んだり遊びのなかで達成感や喜びや悔しい思いを経験しながら成長し自立していく.

調べてみよう!

乳幼児や学童児のマスメディア(テレビ・DVDなど)との視聴時間について調べてみよう.

広場や自然など空間の減少

- 都市化の進展で空き地や小川が少なくなり，身の丈ほどの草をかき分けて遊ぶかくれんぼや，オタマジャクシなど水中の生き物を観察したり，虫取りができるなどの自然体験の場が少なくなった．
- 一方，子どもは個室が与えられ，テレビゲームやインターネットなどの室内遊びが増えた．

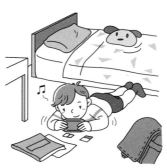

子どもの時間の減少

- 保育所から子どもを迎え帰宅すると午後6〜8時位となり，その後夕食の時間となり近隣の子どもと遊ばせる時間はない．
- 少子化による影響は，大人の保護や干渉が多くなり，子どもの自立が損なわれてきている（たとえば，会社の就職試験，大学受験に親がついていくなどの光景が珍しくなくなってきている）．

人々の価値観の変化

- これまで，物質的豊かさの象徴は，高級住宅，高級車，高級家具などであったが，最近は，余計なものを捨てて，心の豊かさを求める機運も出てきている．一方，急激な社会の変化は，人々のつながりを弱め，効率や利益を優先する社会は，心のゆとりを欠き，近年，他者や事象に対し，無関心，無感動の人が増加し，個を優先させる個人主義が台頭してきている．

女性の価値観の変化

- 1950年ごろは，一人の女性が一生の間に産む子どもの数は平均4人で，そのころの女性の平均寿命は約60歳で，子どもを産み育てるだけで一生を終えた時代であった．現在，女性の平均寿命は86歳で少子化となり，子どもも大事だけれど「親として生きる」だけではなく，「個人としての私」も大切でありその両方ともに価値をもってきている（❷）．

仕事と家庭の両立

- 仕事と家庭の両立をめぐる現状として，1985年から2004年の間で第1子出

❷ 私（個人）への関心

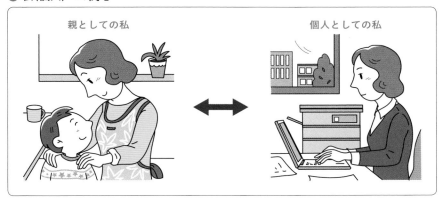

親としての私　　　　　　　　　　個人としての私

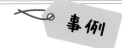

育児と仕事の狭間で悩んだＡさん

　Ａさんは，大学卒業後結婚し，子どもがほしいという夢をもっていた．就職1年目で職場結婚し子どもが生まれ，1年間の育児休業を取りたいと思っていた．しかし，商品動向のリサーチのリーダーを任され，やりがいをもって仕事をしていたので，育児と仕事の継続で悩んだ末に，夫に2か月間の育児休暇をとってもらい，Ａさんは産後休暇のみで職場に復帰した．

　産後の就業継続率はあまり変動していないが，2010年から2014年の間では38.3％と増加した．就業継続の内訳をみると「育児休業利用」の割合は80年代後半に比べ約5倍に増加していた（❸）.

- 仕事と育児の両立が難しかった理由として「勤務時間が合わなかった」「職場に両立支援の雰囲気がなかった」「体力がなかった」「育児休暇が取れそうになかった」などあげられていた（三菱UFJリサーチ＆コンサルティング，2009）.

未婚率の上昇

- 国立社会保障・人口問題研究所の調査で，2015年の男性の生涯未婚率は23.37％，女性14.06％となり，男性の約4人に1人，女性の約7人に1人が結婚していないという結果で年々上昇していた（国立社会保障・人口問題研究所，2019）.
- 現代は，「結婚すること」も「しないこと」も選択肢の一つとして考える男女が増えてきている.
- 生涯未婚率上昇の背景には，「好きな人が現れない」「自由な時間や立場でいたい」「勤務時間が不定期・土日祝日も休みなしで結婚と仕事の両立は困難」

三菱UFJリサーチ＆コンサルティング．平成20年度両立支援に係る諸問題に関する総合的調査研究（子育て期の男女へのアンケート調査及び短時間勤務制度等に関する企業インタビュー調査）報告書．2009.

国立社会保障・人口問題研究所．人口統計資料集．2019.

> **生涯未婚率**
>
> 「45〜49歳」と「50〜54歳」未婚率の平均値から，「50歳時」の未婚率（結婚したことがない人の割合）を算出したもの.生涯を通して未婚である人の割合を示すものではない.

❸ 子どもの出生年別にみた，第1子出産前後の女性の就業変化

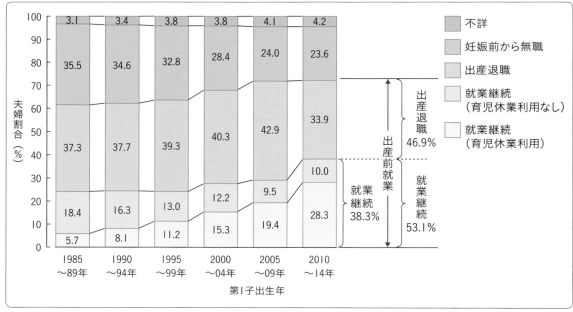

（国立社会保障・人口問題研究所．第15回出生動向基本調査〈夫婦調査〉．2015.）

との声と「契約社員やパート等の非正規雇用で収入が安定しない」ことなどの声がある．

家族を取り巻く経済環境の変化

- 高度経済成長期に，多くの人が抱いていた将来像は，安定した職場（年功序列，終身雇用）で働き，適齢期になったら結婚して子どもをもち，働く父親と専業主婦が家族としてのイメージであった．
- しかし，産業のグローバル化，雇用の不安定化（パート，非正規雇用の増加など），雇用形態の多様化（早朝・夜間勤務，テレワークなど），共稼ぎ世帯の増加などにより，親の生活スタイルが変化した．
- それは，おのずと子どもの生活にも，遅い就寝時間，家族そろっての食事は減少するなどの影響を与えた．
- また共稼ぎ世帯増加の要因の一つに家計費を補うためがある．
- 就業者数の約44%は女性で占めているが（❹），雇用形態は不安定なパート・アルバイトが多くパート・アルバイト労働者の約77%を占めている（厚生労働省，2019）．
- 子どもの貧困率は先進国のなかでも高く，特にひとり親家庭の2人に1人の子どもは貧しい現状である．

厚生労働省．平成30年版働く女性の実情．2019.

▶ **ひとり親家庭**（参照：第2章 2-4 特別な配慮を要する子どもと家族への支援―ひとり親家庭や外国籍家庭への支援 p.113）

❹ 労働力人口及び労働力人口総数に占める女性割合の推移

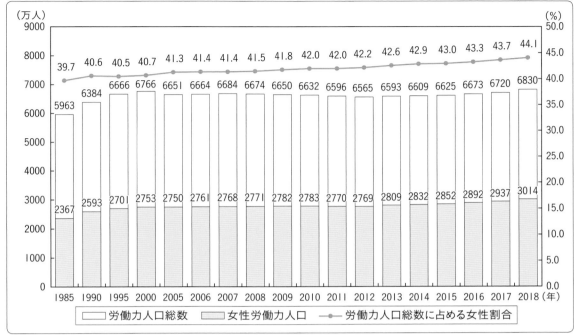

（厚生労働省．平成 30 年版働く女性の実情．2019．）

◉ 引用・参考文献
- 厚生労働省．平成 30 年国民生活基礎調査の概況．2019．
- 国立社会保障・人口問題研究所．第 15 回出生動向基本調査（夫婦調査）．2015．
- 三菱 UFJ リサーチ＆コンサルティング．平成 20 年度両立支援に係る諸問題に関する総合的調査研究（子育て期の男女へのアンケート調査及び短時間勤務制度等に関する企業インタビュー調査）報告書．2009．
- 国立社会保障・人口問題研究所．人口統計資料集．2019．
- 厚生労働省．平成 30 年版働く女性の実情．2019．
- 笠師千恵，小橋明子『相談援助 保育相談支援』中山書店．2014．
- 柏木恵子『子どもという価値—少子化時代の女性の心理』中央公論新社．2001．

学生にお勧めの本

- 表　真美『食卓と家族—家族団らんの歴史的変遷』世界思想社．2010．
  家族の団欒は多様化が進展し，個人として過ごす時間が増え，家族が一緒に過ごすことが少なくなってきている．団欒の場は，親から生活のスキルやコミュニケーションなどの話す機会であった．本書は家族団欒の歴史的な変遷をわかりやすく解説している．
- 佐々木正美『はじまりは愛着から一人を信じ，自分を信じる子どもに』福音館書店．2017．
  人を信頼する感性や感覚が最も育つ時期が乳幼児期であり，親の子育てポイントを具体的に書かれている．

3 保育にかかわる保護者をどう支援するか

 学習のねらい

1. 保育にかかわる保護者を支援するための総合的視点について学ぶ.
2. 親になる心理プロセスについて学ぶ.
3. 園と家庭が連携して子育てを支援するということはどういうことなのかを考える.

- 家族を取り巻く社会的情勢の変化に伴い，子育て家庭が求める保育ニーズも多様化している．保育所を利用している保護者のなかには，日・祝日の預かりや，仕事は休みだが，子どもを預けてゆっくりしたいという「子育て休憩」を望む声が多く聞かれる.

池本美香・立岡健二郎. 保育ニーズの将来展望と対応の在り方. JRI レビュー. 2017: 3 (42). 37-65.

- 日本総研の調査(池本・立岡，2017)によると，子どものアレルギー，発達の遅れや障がい，医療的ケアが必要な子ども，虐待が疑われる子どもや貧困問題，預かり保育時間への教育的付加価値の要望などに関するニーズが増加している.
- このように多様で複雑な保育ニーズのある保護者に対し，保育士はどう支援していくべきだろう.

考えてみよう！

2歳児サクラちゃんのお母さんから，「家でトイレトレーニングをしているけど，失敗ばかりするのでイライラしてしまう．朝に失敗されると仕事もあるから早く家を出なきゃいけないのに，サクラは大泣きし始めるし，ゆっくり見てあげられない…．だから園でトイレトレーニングをしてほしい」という要望がありました．保育士として，どのような支援ができるだろう？

▶ **保育士の専門性**（参照：第2章 2-1 子育て支援における保育者の役割 p.80)

ヒント
お母さんからの要望をすべて引き受けることが，お母さんと子ども，さらにはお母さんの未来のためになるでしょうか？

保護者を知り支援するための総合的視点

- 保育にかかわる保護者を「支援」するためには，保護者を「理解」する必要がある．つまり，支援は，相手を理解するところから始まる．そのときに必要なのは客観的かつ総合的な視点である（❶）．

❶ 保護者を理解し支援するための総合的視点とは

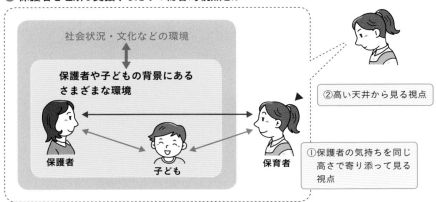

保育者や子どもの背景にある
さまざまな環境

社会状況・文化などの環境

②高い天井から見る視点

①保護者の気持ちを同じ高さで寄り添って見る視点

保護者　　子ども　　保育者

保護者の子ども観，発達観，子育て観を知る

- 保育にかかわる保護者を理解するためには，保護者が子育てや子どもの発達に関してどれだけの知識や理解があるのか，また，どのような子ども観や発達観，子育て観をもっているのかを把握することも大切である．特に，第一子を出産し初めて親になった母親のなかには，不安感や自信のなさからネガティブになる人もいる（Belsky and Kelly, 1994）．
- 情報化社会にある現代，ネット上には子育てや保育・教育方法に関する情報が溢れており，子育て経験の少ない親がそのなかから正しい情報を得るのは非常に難しい．
- 保育士は，「保護者に対する保育に関する指導」（厚生労働省，2018）を行うことのできる，最も保護者の身近にいる専門家であることを忘れてはならない．

Belsky J and Kelly J. 訳：安次嶺佳子『子供をもつと夫婦に何が起こるか』草思社. 1995.

【参考】
厚生労働省編『保育所保育指針解説（平成30年3月）』フレーベル館. 2018. p.17, 328.

親になるという心理プロセスを知り子育てを支える

- 「親」という社会的役割を受け入れ，それをアイデンティティとして確立していくことが親になるということである．しかしながら，親になるということを受け入れられず葛藤している親は少なくない．
- 保護者自身の精神的発達課題を捉えながら，親になるという心理プロセス（❷）と照らし合わせて支援することは，「保護者の養育力の向上」や「保護者の養育する姿勢や力の発揮を支え」「保護者自身の主体性，自己決定」（厚生労働省，保育所保育指針解説，2018）を支えることになる．

❷ 親になるという心理プロセス

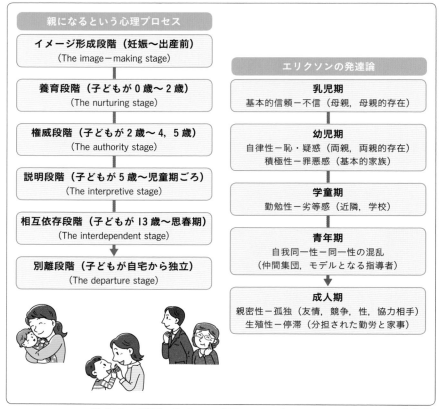

(Galinsky, E『The Six Stages Of Parenthood』Addison-Wesley. 1987. より作成)

- 保護者の精神的課題や心理状況に寄り添い支援していくことは，子どものよりよい発達にもつながっていく．

子どもの発達を共有しながら正しい知識を伝え，子育てを支える

【参考】
厚生労働省編『保育所保育指針解説（平成 30 年 3 月）』フレーベル館．2018．p.8.

- 2018 年の保育所保育指針改定の要点に**「保護者が子どもの成長に気付き子育ての喜びを感じられるように努める」**という内容が明記されている（厚生労働省，2018）．
  「食事中，食べ物でも食器でも何でも落とすからイライラする」
  「最近嘘をついてくる．悪い子にならないかとても心配…」
- 子どもの発達過程を知らないと，保護者はこのようなネガティブな気持ちで子育てすることになる．モノを落とすのは知的好奇心の表れであり，モノの性質を能動的に知ろうとする行為である．嘘をつくには自分の真の感情を抑制し，意図をもって相手の感情を操作しようとする複雑な認知が必要な行為である．
- 保育者は，専門性をもって保護者の子育て不安や子どもへのネガティブな感

情を解消していくことが重要である.

- 園での子どもの様子を含めて発達過程を伝えていくことで, 保護者の心のなかには「自分の子どもをみてくれている」「大切にしてくれている」という安心感が生まれる. この安心感の積み重ねが信頼を生み, 時間を重ねていくことで信頼関係が形成されていくのである.

話し合ってみよう！

Ⅰ歳児リコちゃんのお母さんは 22 歳. 共働きで, 子育てと家事と仕事を両立させようと頑張っている. 時々, 「私の友達はまだ結婚もしてないし, 子どももいないから, 楽しそうに夜遅くまで遊んでいる. 羨ましくて羨ましくて…. 私も友達と昔のように遊びたいけど」と話している. 保育士として, どのような支援ができるか話し合ってみよう.

園と家庭が連携し子育てを支援する

- 保育所の役割の一つに「家庭との緊密な連携の下に, 子どもの状況や発達過程を踏まえ, 保育所における環境を通して, 養護及び教育を一体的に行うこと」がある（厚生労働省, 2018）.

- 園に預けている時間だけではなく, 子どもの 1 日の生活の流れを把握しながら, 清潔で安全な環境のなかで生理的欲求が満たされ, 発達に合わせた生活リズムが形成されるよう, 家庭と連携していくことが大切である（❸）. そのためにも, 保護者の生活状況を理解しながら個別に配慮した支援を計画することが重要である.

- 子育て支援の範囲は, 保育所に子どもを預ける保護者のみならず, 地域の保護者なども含む.

- 保育所保育指針第 4 章「地域の保護者等に対する子育て支援」においては, 「地域の実情や当該保育所の体制等を踏まえ, 地域の保護者等に対して, 保育所保育の専門性を生かした子育て支援を積極的に行うよう努めること」とある（厚生労働省, 2018）. 地域の実情や課題に合わせた育児講座や体験講座を開催したり, 園庭を開放したり体験保育や給食・おやつ・離乳食の試食会を開催するなど, 子育てにつながる内容を提供することも地域に開かれた子育て支援の一貫である.

- このような活動が, 保護者と保護者をつなげ, 子どもを見守る地域へと発展していく.

- 子どもを見守る地域が形成されれば, 保護を必要とする子どもの早期介入につながる可能性が高くなる. 地域の住民や関連機関と丁寧な関係をつくって

【参考】
厚生労働省編『保育所保育指針解説（平成 30 年 3 月）』フレーベル館. 2018. p.14.

【参考】
厚生労働省編『保育所保育指針解説（平成 30 年 3 月）』フレーベル館. 2018. p.339.

❸ 園と家庭をつなげる実践例

保育室に掲示板

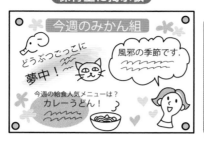

今週のみかん組

どうぶつごっこに 夢中！

風邪の季節です．

今週の給食人気メニューは？ カレーうどん！

- 今の時期に見られる子どもの発達の姿を紹介する（たとえば，友達とトラブルが増えるのは自我の芽生え！）
- 認知・感情・人間関係などの発達についてわかりやすく紹介する
- 発達段階と生活リズムの関係について説明する（たとえば，睡眠が脳の発達と関連する！　など）

おたより

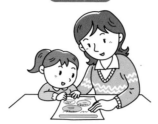

- 子どもたちの流行の遊びを紹介し，家での遊びにつながるようにする
- 人気給食メニューの紹介とつくり方を掲載する
- 子どもの多様な行動にどう対応しているか保育者のコラムを掲載する

　いくことも，保育にかかわる保護者を支える重要な取り組みである．
- 地域や関連機関と関係をつくっておくことで，保育所や保育士が，保護者と地域を，保護者と関連機関を，つなげていくパイプになるのである．

◉ 引用・参考文献
- 池本美香・立岡健二郎．保育ニーズの将来展望と対応の在り方．Japan Research Institute review. 2017：3（42）．37-65.
- Belsky J・Kelly J．安次嶺佳子訳者『子供をもつと夫婦に何が起こるか』草思社．1995.
- 厚生労働省編『保育所保育指針解説（平成30年3月）』フレーベル館．2018．p.8, 14, 17, 328, 339.
- Galinsky，E『The Six Stages Of Parenthood』Addison-Wesley．1987.

4 保護者との相互理解と信頼関係の形成

📖 学習のねらい

1. 信頼関係（ラポール）を形成するために必要な知識や技術を学ぶ.
2. ラポール形成につながる保育実践について考える.

- 保育者は，保護者一人ひとりと相互的なやりとりを重ねながら関係を構築していく．人と人が相互に理解し合うためには，自己の情報を開示していくことも必要である．自分のことや今感じている思い，感情を相手に開示して共有することが，関係構築の第一歩となる.
- 自分から積極的に自己開示することで，相手も同じように自分のことを話そうと思うようになる．このことを心理学では「自己開示の返報性」といい，相手に安心感を与え，会話の維持・発展や今後の関係性につながる.
- 保育者が保護者を理解しようとする姿勢は重要だが，保護者が保育者を知っていくことも，相互的な信頼関係の形成において重要である.
- 信頼はラポール（rapport）ともいう．ラポールとは，「人と人の間にある調和と円滑さ」を示し，相手との関係維持やよりよい関係への発展と関連している（Helen, 2005）.
- 保育において保護者とラポールを形成することは絶対条件であるが，ではそのラポールを形成するために必要なものは何だろうか.
- ラポールを形成する3つの行動には「肯定（positiveness）」，「相互的注意（mutual attentiveness）」，「調和性（coordination）」がある（Linda and Robert 1990）.
- 相手を受容して肯定し，注意を向け続けたり気遣ったりする行為は，「わたしはあなたに関心がありますよ」という思いを態度で伝えていることを示す.
- また，自分の考えと相手の考えが異なると，認知的不協和が生じやすくなる．反対に，自分と同じ考えの人との間には，この認知的不協和が少なくて済むため，安心感や親近感，類似性を感じやすい．そのため，相手の思いを理解したり共感することは，対人関係において非常に重要な要素である.
- ラポール形成につながる保護者との言語的・非言語的コミュニケーションを見てみよう（❶）.

Helen Spencer-Oatey. (Im) Politeness, Face and Perceptions of Rapport:Unpackaging their Bases and Interrelationships. Journal of Politeness Research. 2005：1（1）．95-119.

Linda Tickle-Degnen, Robert Rosenthal. The nature of rapport and its nonverbal correlates. Psychological inguiry. 1990：1（4）．285-93.

❶ 相互理解・ラポール形成につながる対話の工夫

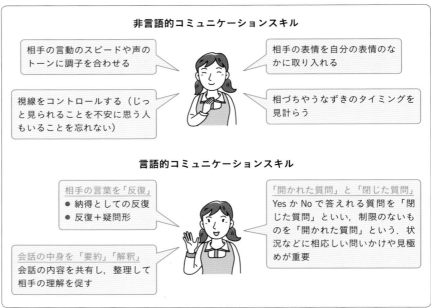

非言語的コミュニケーションスキル

相手の言動のスピードや声のトーンに調子を合わせる

相手の表情を自分の表情のなかに取り入れる

視線をコントロールする（じっと見られることを不安に思う人もいることを忘れない）

相づちやうなずきのタイミングを見計らう

言語的コミュニケーションスキル

相手の言葉を「反復」
● 納得としての反復
● 反復＋疑問形

会話の中身を「要約」「解釈」
会話の内容を共有し，整理して相手の理解を促す

「開かれた質問」と「閉じた質問」
Yes か No で答えられる質問を「閉じた質問」といい，制限のないものを「開かれた質問」という．状況などに相応しい問いかけや見極めが重要

- 保育所保育指針（2018 年 4 月改定）の第 5 章にもあるように，保育者は高い倫理観と職務への責任と自覚が求められる．
- これらは時間や場所などによって限定して発揮されるものではなく，日ごろの保育や日常生活のすべてを通して表れる（厚生労働省，2018）．
- 子育てを支える専門職であることを忘れず，保護者との会話内容や知り得た情報すべてに対して守秘義務を守ることが重要である．

【参考】
厚生労働省編『保育所保育指針解説（平成 30 年 3 月）』フレーベル館．2018.

第 5 章　職員の資質向上

1　職員の資質向上に関する基本的事項
（1）保育所職員に求められる専門性

　　子どもの最善の利益を考慮し，人権に配慮した保育を行うためには，職員一人一人の倫理観，人間性並びに保育所職員としての職務及び責任の理解と自覚が基盤となる．

　　各職員は，自己評価に基づく課題等を踏まえ，保育所内外の研修等を通じて，保育士・看護師・調理員・栄養士等，それぞれの職務内容に応じた専門性を高めるため，必要な知識及び技術の修得，維持及び向上に努めなければならない．

厚生労働省編『保育所保育指針解説（平成30年3月）』

- ラポールを形成するには多くの時間を必要とする保護者もいる．
- ラポールを形成するためには，**自分の相手に対する先入観や思い込みなどステレオタイプを外すことが大切である**．保護者一人ひとりの言動には，これまでの生活史や人的・物的環境，経験や学習，社会の影響などによって構築されてきた信念や意思，価値観が背景にある．この背景を理解しようとする視点をもち，丁寧な対応や意思疎通の機会を重ねていくことが重要である．
- このラポールが保護者と保育者の間に形成されたとき，保護者はさまざまな葛藤や悩み，相談を保育者に打ち明けられるようになる．
- 最後に，保護者とのラポール形成につながる保育実践の一例を取り上げる．

> **ステレオタイプ**
> ----------------------------
> 行動や考え方が固定的，画一的であり新鮮味がないこと，紋切り型のことをいう．
> （デジタル大辞典より）

▶ **相談や助言の際に必要な基本姿勢**（参照：第1章1-2 **1** 相談・助言の基本的姿勢 p.40）

例1 園での子どもの様子を共有する

　第一子のお子さんである場合は特に，園で一人になっていないか，先生はわが子を見てくれているか，友達と遊べているか，いろいろと心配や不安が募る．この思いにしっかりと寄り添いながら，園での様子を伝え，共有し，ともに同じ感情を経験することで，保護者のなかに安心が生まれ，不安が軽減していく．

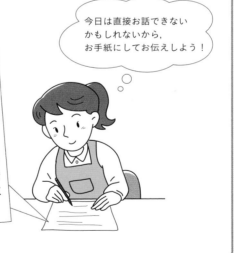

今日のハナちゃんの様子
登園後，しばらく泣いていたので心配だったと思いますが，お母さんと別れて5分後には友達のモモちゃんに声をかけられ遊びはじめていました．ブロックで遊んだ後ホールに行き，かけっこをしていました．お昼の歯ブラシも二人で並んで楽しそうでした．そして！今日のおかずに人参が入っていたのですが，一口ですが自分から食べ，食べられたことを嬉しそうに教えてくれました．ぜひおうちでも聞いてみてください★

今日は直接お話できないかもしれないから，お手紙にしてお伝えしよう！

例2 相互的なやりとりのきっかけを意図的につくる

　保育者と積極的にコミュニケーションをとる保護者ばかりではない．やりとりのきっかけを意図的につくっておけば，ふとしたときにやりとりが生まれることもある．

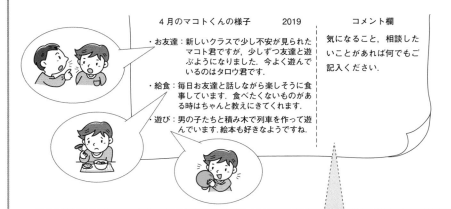

> このように，気軽に思いを伝えられるコメント欄を用意しておけば，子どもの家での様子のみならず，子どもの悩み，保護者自身の悩みも書かれることがある．園や子どもに興味を示さなかった保護者から突然コメントが寄せられることもあり，やりとりのきっかけにつながる！

　毎月のクラス便りとともに一人ひとりの様子をお伝えし，いつでもコメントできるよう，保護者の記入欄を設ける．コメントが出てきたら，それに対して改めてお手紙を書いてお返しする．

例3 子どもの「初めて」や園での活動をおみやげにする

　家に持ち帰ってもすぐに捨てる保護者もいるが，子どもが「初めて」切った画用紙や折った折り紙，空箱でつくった車をおみやげに渡すと，それをもとに子どもとのコミュニケーションが始まる．
　子どもが初めて園で切った折り紙をラッピングしたり，園で描いたお母さんの絵にリボンを付けて渡すという一工夫を加えるだけでも特別感が増します．

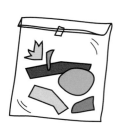 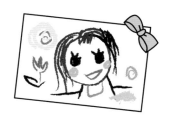

事例 発達に心配のあるヤマトくんのお母さんとのラポール形成

　年少組に入園してきた一人っ子のヤマトくんは，思い通りにならないと友達を叩いたり顔を引っ掻いたりと攻撃行動が多く，感情をコントロールできないでいた．

　ヤマトくんは，入園式直前に入園希望が出されたお子さんだった．入園前の三者面談（保護者・子ども・保育者）では，発達などに問題はないということだった．母親は必要最低限の会話しかせず，入園後もクラスの母親とつながろうとしなかった．そのようななか，ヤマトくんと友達とのトラブルが増え，母親への報告回数も増えてきていた．保育者は，①ヤマトくんのトラブルについて否定的な言い方で報告せず，②伝える前後には世間話やヤマトくんの園での楽しそうな姿を交えた内容を取り入れ，③こちらからの一方的な会話にならないようやりとりを意識した．会話の最後には，④子育ての大変さや園に預けることへの不安について共感的な姿勢を意識した．次第に母親は，「ヤマトが叩いてしまった相手の保護者にお詫びの電話をしたほうがいいか」と確認するようになった．保育者は，保護者同士の関係が保てるよう，園が責任をもって対応することを伝えた．また，保育園では，「友達のものが欲しくなって，お友達を叩きたくなったら先生を呼んでね」とヤマトくんに伝えていることや，叩いてしまった後は「こういう時は何て言えばよかったかな？」「そう！　貸してだったね！　次はやってみようね」とヤマトくんと一緒に取り組んでいることや学ぼうとしていることを共有するようにした．

　このようなやりとりを通して，母親は「実は，1歳半健診で発達障がいを疑われ，要観察といわれた．このことを言ったら入園させてもらえないかもしれないと思い言えずにいた」と打ち明けてくれた．

　もし母親にヤマトくんの園でのトラブルを否定的に伝えていたとしたら，母親の1年半抱えてきた不安をさらに増長していたかもしれず，これまでの育児に否定感を抱かせることになっていたかもしれない．

　保育者は，常に母親の味方であるという姿勢を保ち，何気ない会話のなかに発話を切り出せるきっかけを与え，保育者として保育に責任をもった対応が，ヤマトくんの母親とのラポールを形成し，事実を話す気持ちにもっていけたのかもしれない．

考えてみよう！

「モンスターペアレント」「ヘリコプターペアレント」とはどのような保護者だと思うかまとめてみよう．そしてそれがステレオタイプであることを認識しよう．また，「モンスターペアレント」「ヘリコプターペアレント」と呼ばれる保護者の心には，どのような思いや背景が隠れている可能性があるか考えてみよう．

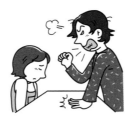
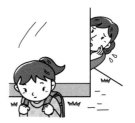

モンスターペアレント

無理難題なことを教育や保育に執拗に要求してくる親のことを示すが，親の要求を的確に把握・実現できない保育現場がそれを親のせいにすることによって生じる場合もある．

田井康雄．教育問題の基礎にあるものについての考察（Ⅶ）．発達教育学研究．2013．1-12．

ヘリコプターペアレント

常に子どもの行動に注目し，今の状態や困っていることを把握したがり，代わりに問題を解決してしまう親のこと．

原清治．若年就労問題とマイノリティの教育開発に関する比較社会学的研究：誰が労働弱者となるのか？．2007．

● 引用・参考文献

- Helen Spencer-Oatey. (Im)Politeness, Face and Perceptions of Rapport:Unpackaging their Bases and Interrelationships. Journal of Politeness Research. 2005：1(1). 95-119.
- Linda Tickle-Degnen and Robert Rosenthal. The nature of rapport and its nonverbal correlates. Psychological inguiry. 1990：1(4). 285-93.
- 厚生労働省編『保育所保育指針解説(平成30年3月)』フレーベル館．2018.
- 田井康雄．教育問題の基礎にあるものについての考察(Ⅶ)．発達教育学研究．2013．1-12．http://repo.kyoto-wu.ac.jp/dspace/bitstream/11173/200/1/0090_007_001.pdf
- 原清治．若年就労問題とマイノリティの教育開発に関する比較社会学的研究：誰が労働弱者となるのか？．2007．http://www.lib.kobe-u.ac.jp/repository/thesis/d1/D1004160.pdf

5 多様な家族形態と支援ニーズへの気づき

📖 学習のねらい

1. 多様な家族形態の現状などを学び支援について考える.
2. 現代家族の子育てにおける課題について考える.

- 少子化の進展を食い止めるため,さまざまな政策が展開されてきたが,手立てに追いつかず人口減少が進んでいる現状である.少子化の要因となっている未婚率の上昇,核家族化の進展,人々の価値観の変容など,今,家族を取り巻く環境は大きな変化を迎えている.

多様な家族形態

- 近年では,籍を入れる法律婚に対して,籍を入れない事実婚が増えている.事実婚のなかには試験婚的な意味合いの同棲に近いもの(同棲),籍を入れることなく出産に至ったもの(未婚),職業的な理由や戸籍に対する考え方などからあえて籍を入れないことを選んだもの(非婚)など多様なケースがある.
- どのような結婚のスタイルであっても,親たちがそこに至った背景を理解し,その選択を尊重し,それが保育者個人の結婚観と異なっていても偏見をもたずに,親子に寄り添うことが大切である.
- 家族は時代や文化によって変化しており,「正しい家族」は存在しない.同時に「望ましくない家族」の思い込みや特別視は,保育や子育て支援の場にはあってはならない.
- 近年は LGBT の家族もいる.支援者は自分の価値観をおしつけずそれぞれの価値観を尊重した対応が重要である.
- 今後の家族はますます多様化することが予想される.まず保育者が多様化する家族に理解をもち,他の親子との仲を取りもつような役割をすることがますます求められていくだろう.

ひとり親,子づれ再婚(ステップファミリー)

- ステップファミリーとは夫婦の一方あるいは双方が前の配偶者との子どもを連れて再婚し誕生した家族のことをいう.
- ステップファミリーの子どもは環境の大きな変化を経験するなかで不安定な気持ちから問題行動をおこすことがある.

LGBT

・レズビアン(Lesbian)
・ゲイ(Gay)
・バイセクシュアル(Bisexual)
・トランスジェンダー(Transgender)
などのこと.

ステップファミリー

血縁のつながりのない継親子関係である家族形態のこと.

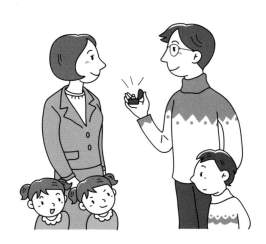

- 保育士は，保護者や子どもの気持ちを受け止めながら家族間調整の役割も求められている.
- 支援ポイントとして「夫婦よりも親子の関係を大切にし，家族がそれぞれ居心地のいい場所をつくること」が重要である.

性別役割分業

- 1947（昭和22）年に改正された民法によって家制度が廃止になり，直系家族制から夫婦家族制が家族の理念となった.
- しかし，法的には家制度が廃止されても，長い間の性別役割分業に対する考え方（「男は仕事，女は家庭」）や直系家族制度の「夫の家の墓を守る」などの考え方は，社会や人々の心に深く浸透し，残ったままである.
- 1986（昭和61）年，男女雇用機会均等法が施行され，女性もやりがいのある仕事に就く機会が増えたが，「男並み」の働き方が求められ，「男は仕事，女は家庭と仕事」という負担の重い性別役割分業が余儀なくされた.
- 柏木は「女性＝母親・妻では，もはや幸福な一生とはならない」という現代女性の心の変化について述べている（柏木，2001）.

支援ニーズへの気づき

DV

- DVとは「ドメスティック・バイオレンス（domestic violence）」の頭文字を略したことばである.
- 「配偶者暴力防止法（DV防止法）」は2001（平成13）年に制定され，DV行為を「配偶者からの身体に対する暴力又はこれに準ずる心身に有害な影響を及ぼす言動」と規定している（DV防止法1条1項）.

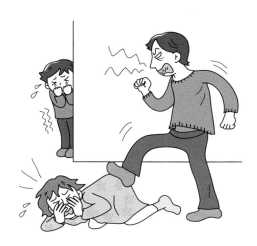

- 内閣府の調査によると女性の約3人に1人，男性の約5人に1人は被害を受けている．被害を受けたことのある女性の約7人に1人は命の危険を感じた経験があると答えている．また，被害を受けたことがある家庭の約2割は子どもへの被害もみられている(内閣府男女共同参画局，2018)．
- 暴力の原因としては，夫が妻に暴力を振るうのは仕方がないといった社会通念や，妻に収入がない場合が多い．**男女の経済的格差などは私的な問題として片付けられない．男女の雇用や賃金格差の構造上の問題など社会問題として広い視点から考える必要がある．**
- 現在，児童虐待の種別でトップにあがるのは心理的虐待である．
- 子どもにとって，愛する人のいさかい場面をみることは，恐怖や辛さ体験が大きく残り，その後の成長にも影響が残りやすい．

孤立する専業主婦

- 専業主婦が，一人で子育てをすることは容易ではなく，自由な時間がないことと，社会から疎外されているようなネガティブな気持ちに陥ることも少なくない．このようなネガティブな気持ちを牧野は「育児不安」と名付けた(牧野，1983)．よい母親であろうとするほど，結果的にはイライラして子どもに対しネガティブな気持ちになったり，ひいては子どもに当たってしまうことを示している．
- さらに，牧野は子どもと離れる時間を適度にもつのがよいこと，また父親の育児参加の重要性を明らかにしている(牧野，1983)．
- 牧野と同様に，大日向が母親6000人に対して行った調査では，子育て中の母親たちが最もしたいことは「おしゃべり」であることと，次に「一人で喫茶店でコーヒーを飲みたい」ことであった．これらのささやかな望みから一人で子育てする母親の孤独と疲労がみえてくる．
- さらに，大日向の調査で，「子どもが可愛くないとき，どうしますか？」とい

内閣府男女共同参画局．男女間における暴力に関する調査報告書．2018.

牧野カツコ．働く母親と育児不安．家庭教育研究所紀要．1983；4．67-76．

❶ 子どもが可愛くないとき，どうしますか？（複数回答）

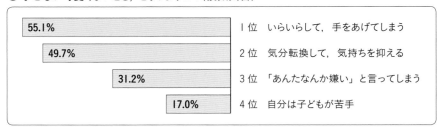

55.1%	1 位 いらいらして，手をあげてしまう
49.7%	2 位 気分転換して，気持ちを抑える
31.2%	3 位 「あんたなんか嫌い」と言ってしまう
17.0%	4 位 自分は子どもが苦手

（大日向雅美．母親意識の全国調査．東京都女性財団研究．1993.）

う設問に対し，「いらいらして，手をあげてしまう」と答えた母親が半数以上いた（大日向，1993）（❶）．

• 子育てをどのように母親一人の責任に孤立させずに分散していくか，そのあり方を考えることが子育て支援の軸になる．また，親としての育児の伝承ができにくい家族構成や地域の希薄化を考えると，社会が親を支援する仕組みを後押しすることが求められる．

◉ 引用・参考文献
• 内閣府男女共同参画局．男女間における暴力に関する調査報告書．2018.
• 柏木恵子『子どもという価値―少子化時代の女性の心理』中央公論新社．2001.
• 牧野カツコ．働く母親と育児不安．家庭教育研究所紀要．1983：4. 67-76.
• 大日向雅美．母親意識の全国調査．東京都女性財団研究．1993.
• 厚生労働省．国民生活基礎調査．2010.
• 牧野カツコ『子育てに不安を感じる親たちへ―少子化家族のなかの育児不安』ミネルヴァ書房．2005.

Topics

昔と今の子育て

　大正時代以前の家族の多くは農林水産業に従事していた．一家総出で田植えや稲刈りをしており，専業主婦はいなかった．では，子育ては誰がしていたのか？　年長の子どもたちや子守りと呼ばれたお手伝いをはじめ，近所の人たちが子育てを分担していた．この時代は親族や近隣の付き合いが密接であり，名付け親や乳親などの「仮親」がいて，子どもの成長を見守り後見役となった．つまり子育て責任は親だけでなく地域のなかに分散されていたのである．

　さて，大正時代の後半から，官僚やサラリーマン家庭のなかに，共働きをしなくても夫一人の稼ぎで食べていける家庭があらわれる．それが「近代家族」と呼ばれる「サラリーマンと専業主婦」の家族である．妻は家事や子育て，介護に専念するのがよいとされ，妻の家事・育児労働に対して報酬は払われないが，家族の感謝や愛情で報われるという考え方であった．

　近年，母親一人に子育て責任が集中するスタイルが主流となった．夫の長時間労働による「父親不在」に加えて，親族付き合いや，地域の付き合いも減り，母親たちは孤独な子育てに陥ることが増えていった．

　このように時代の変化とともに，家族のあり方が変わり，子育ても変わっていったのである．

拡大家族と核家族の子育て

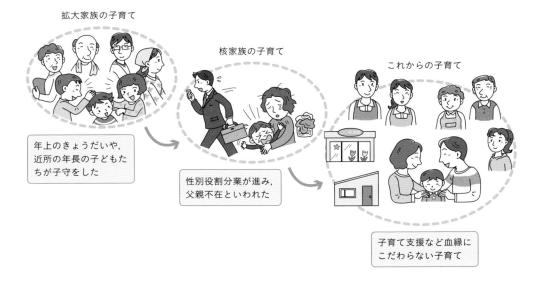

拡大家族の子育て

核家族の子育て

これからの子育て

年上のきょうだいや，近所の年長の子どもたちが子守をした

性別役割分業が進み，父親不在といわれた

子育て支援など血縁にこだわらない子育て

6 子ども・保護者が多様な他者とかかわる機会や場の提供

📖 学習のねらい

1. 親と子ども同士の人間関係を広げるために、保育士はどのような提供ができるか理解する.
2. 保育園以外で、親子が多様な他者とつながる場にはどのようなものがあるかを知る.

- 以前は、親同士の輪の中に入る大きな壁と第一歩の難しさを象徴した「公園デビュー」という言葉があったが、少子化から公園で遊ぶ親子も減少し、同世代の親とつながる機会自体が少なくなってきている. そのため、子どもが園に入園してから子育て中の親とつながる親が増えている.
- 保育所においては、同じ年齢の子どもを育てる親同士が、育児の悩みや園での情報を共有し合えるよう、親同士のつながりをつくりだす手伝いをすることも子育て支援の一つである. それぞれの園では、地域の実態に即して創意工夫した取り組みが行われている.

保育所で行う機会や場の提供

園開放、園庭開放

- 未就園の子どもや地域の親子を対象に園を開放し、子どもの遊び場や親同士の交流の場を提供している（❶）.
- 見学に来た保護者は、保育所の1日の様子を見学したり、園で生活している子どもたちの様子を直接知ることができる.
- 未就学園児や地域の保護者にとっては、親同士のつながりができ、園に入園する前の心配ごとを直接保育者に聞くこともできるため、安心した気持ちで入園準備ができる.

❶ 園を開放した取り組み実践例

未就園児のいる親子を対象にした食育体験では…
経験できること 　①親子揃って野菜を収穫 　②収穫した野菜でクッキング 　③食育の知識を子どもと一緒に学ぶ 　④在園の子どもたちや保育者との交流

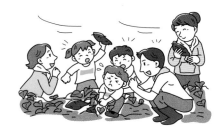

保護者懇親会

- 園によっては年に数回，クラスの保護者が集まり，園生活の共通した話題や困りごとなど自由に話し合い親睦を図る機会をもっているところもある．これがきっかけで，連絡先を交換し合うなどのつながりが生まれることが多々ある．
- 保育者は，限られた時間のなかで保護者同士の関係性が生まれるようコーディネートしていくことが大切である．

園行事（親子遠足や誕生会など）

- 親子遠足や誕生会など，日常の保育とは異なった雰囲気のなかで，自然と親同士のコミュニケーションが生まれる．
- 仕事でなかなか同じクラスの親とゆっくり話ができない親に対して，子ども同士の人間関係を伝えながら，保護者同士のコミュニケーションが生まれるよう声をかけることも，かかわりが生まれるきっかけになる．
- 子ども同士の人間関係から親同士がつながることはよくあるため，園の行事に参加し子どもの理解を深めてもらうことだけを目的にするのではなく，親同士のつながりが生まれるよう配慮することも大切である．保護者一人ひとりのパーソナリティを把握しながら，親同士をつなげていくことが大切である．

降園時など日常の保育において

- 子どもを迎えに来た親同士が，園庭や玄関で立ち話するのはよくある光景である．玄関や園の入口に自然な会話が遠慮なくできるよう空間を構成することも，親同士をつなげるサポートになる．
- 園庭で遊んでいる子どもを保育者がしっかりと見守り，安心して親同士が会話に没頭できるよう支えることも，親同士をつなげる一つの支援になる．

親父（おやじ）の会

- 近年は，母親のみならず父親の輪を広げる取り組みを行う園が増えている．
- 小学校のPTAなどでよく聞かれる親父の会は，今や幼稚園や保育園でも広がっている．園に通う父親であれば誰でも参加でき，なかなか仕事場では吐き出せない父親としての悩みを，同じ年齢の子どもを育てる父親同士だからこそ話せる唯一の場になる．
- 子育てを行う父親を支援する機会や場を提供することも園の役目である．運動会などの行事では，親父の会が一致団結し力を発揮している．その後も園活動を越えたつながりが生まれ，卒園後も関係性が続いている父親も多い．

子どもや保護者が多様な他者とつながる機会

厚生労働省. 地域子育て支援拠点事業とは（概要）. 2018.

- 核家族化が進み，地域の希薄化が進んでいる近年，3歳未満児の約6〜7割の保護者は，家庭で子育てしている（厚生労働省，2018）．そのため，園開放で遊びにきた親子に対し，親同士が交流できる場の情報や，子どもが遊べる場の情報を提供していくことも保育士の役目である（❷）．

育児サークル（子育てサークル）

- 子育て中の親が主体となって自然発生したものや，同じ目的をもった子育て世代が集まり立ち上げたものがあり，開催は週1回から月1回とさまざまである．
- 親自身が育児サークルについて調べ自発的に参加するため，気の合う仲間と知り合える機会になっている．個人のSNSやサークルが立てたホームページ，地域情報誌などに宣伝されていることが多い．

子育てサロン

- 地域の社会福祉協議会，民生委員や主任児童委員，母子推進委員，ボランティアなどが運営している．
- 多くは未就園児（0〜3歳未満児）の家庭やマタニティの親を対象に，親同士の交流，スタッフへの育児相談，健康相談，イベントなど，子どもが遊べる機会が提供されている．
- 子どもは自由に遊べ，出入りも自由なため，親も子どもも気兼ねなくリラックスしながら交流を図ることができる．

子育て支援センター

- 乳幼児の子どもを育児する親の交流や，育児の相談や情報提供，育児に関する講習会などを行っている．
- 父親に向けた講座を開催しているものや，0歳児の親子も参加できるものもある．

おやこ広場（親子遊び広場）

- 乳幼児期に経験すべき身体遊びや感覚遊びなど，ダイナミックで多様な遊びができる場を提供している．
- ミュージカルや人形劇，エプロンシアターなどを提供している広場もあり，家では経験できない，子どもにとっては豊かな経験ができる場所である．親同士の交流や情報交換，スタッフへの育児相談などもできる．

❷ 保護者の人間関係を広げるかかわり

たとえば…お誕生会場面（親同士のコミュニケーションを促す支援）

ポイント：たった一言の情報でも
保護者同士のつながりをつくる！

ツバサくんは走り回って遊ぶ
から，聞こえてないのかしら

あら，そうなんですか？
アオイは恥ずかしがりだから
本当は遊びたいのかな

アオイちゃんはいつもツバサくん
とお話したがっているんですよ

このあと，ツバサくんのお母さんは，アオイちゃんが座っている席に移動し，アオイちゃんの親子とツバサくんの親子は同じテーブルで昼食をとることに．
保護者同士をつなぐには，日々の子どもたちの人間関係や遊びを理解していることも大切．

計画してみよう！

保護者懇親会を子どものいない保育室で開催することを想定し，保護者同士が話しやすいようどう環境構成し，どのように進めていくとよいか，計画を立ててみよう．

Point

①テーブルを囲んで椅子に座るか，テーブルを除いて円になり床に座るか，保育と同様，環境構成も重要．
②最初の流れや雰囲気づくりも重要．自己紹介など，和やかな雰囲気をつくるためにどのような工夫をしたらよいだろうか？

◉ 引用・参考文献
• 厚生労働省．地域子育て支援拠点事業とは（概要）．2018．https://www.mhlw.go.jp/content/000519576.pdf

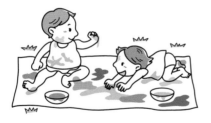

1-2

保育士が行う
子育て支援の展開

- 保育士が保護者に対して相談や助言を行う際には，単に保護者と同じ立場で同調をするのでなく，共感的な思考をする必要がある．カウンセリングマインドを身につけるためには，バイスティックの7原則や沈黙の意味など，専門的な知識を学ばなければならない．

- 本章では，保護者支援がどのように進められていくか，その具体的な流れに沿って解説していく．アセスメントから評価までの流れを理解し，その用語の意味するところについても学んでいこう．

- 保護者支援にあたっては，その実際を記録にとどめたり，職員間で連携をとったりする必要もある．客観的で役に立つ記録のとり方や，職員間でどのように情報を共有していったらよいか学んでいこう．

- 現在の保護者支援にあたっては，保育所だけでなく，多くの行政などの機関や，保育士以外の専門職と連携を取り合う必要がある．保護者支援にあたって，保育士も，どのような専門機関や専門職があるのか，よく覚えておこう．

1 相談・助言の基本的姿勢（保護者を力づける支援）

📖 学習のねらい

1. バイスティックの7原則から，相談者のニーズを理解し，そのニーズに対応するための基本的な姿勢について学ぶ．
2. カウンセリングマインドとは何かを学び，保護者に寄り添うために必要なスキルを理解する．

- 幼稚園や保育所では，日々，保護者から子どもの発達や子育てに関する相談や悩みに対応している．保護者からの相談を受ける場面では，開放的な日常的会話とは異なり，スキルとしての姿勢や態度が求められる．ここでは，バイスティックの7原則とカウンセリングマインド，沈黙の意味について取り上げる．

バイスティックの7原則

- 悩みや辛いことがあり，誰かに話を聞いてほしいと思ったとき，あなたはどのような人に相談するだろうか？　また，相手がどのような人だったら，自分の抱えている悩みを正直に打ち明けようと思うだろうか？　少なくとも，自分が悩んでいる内容を軽視するような人や，話を聞いているのか聞いていないのかわからないような態度の人には相談しようとは思わないだろう．

  ▶ 悩みや今感じているネガティブな感情を他者に話すのは勇気が必要で，その相手が家族でも親友でもない保育者に話す場合はなおさらである．

  ▶ 保育者は，真摯な態度で温かく迎え相手に安心感を与え，本音で話せる場を作ることが大切である．

- 保護者の心の状態を理解しながら，相談や助言を受けるときに必要な基本的技術として「バイスティックの7原則」がある（❶）．バイスティック（Biestek, F. P.）は，相談をしようとしている人の心の中には，相談相手に求めるニーズが7つあり，相談を受ける者はそのニーズに応えるための基本姿勢があると述べている（Biestek, 1957）．

Biestek, Felix Paul. 尾崎 新・原田和幸・福田俊子訳者『ケースワークの原則―援助関係を形成する技法［新訳改訂版］』誠信書房．2006.

❶ バイスティックの7原則

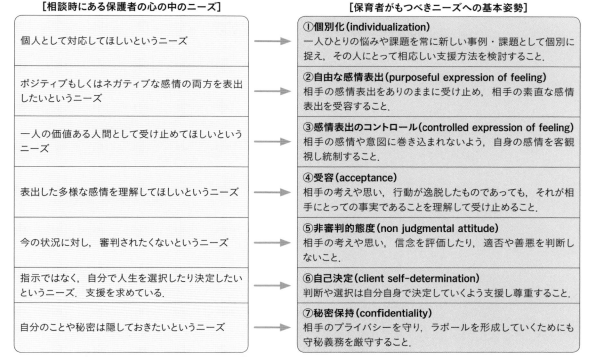

[相談時にある保護者の心の中のニーズ]	[保育者がもつべきニーズへの基本姿勢]
個人として対応してほしいというニーズ	①個別化(individualization) 一人ひとりの悩みや課題を常に新しい事例・課題として個別に捉え，その人にとって相応しい支援方法を検討すること．
ポジティブもしくはネガティブな感情の両方を表出したいというニーズ	②自由な感情表出(purposeful expression of feeling) 相手の感情表出をありのままに受け止め，相手の素直な感情表出を受容すること．
一人の価値ある人間として受け止めてほしいというニーズ	③感情表出のコントロール(controlled expression of feeling) 相手の感情や意図に巻き込まれないよう，自身の感情を客観視し統制すること．
表出した多様な感情を理解してほしいというニーズ	④受容(acceptance) 相手の考えや思い，行動が逸脱したものであっても，それが相手にとっての事実であることを理解して受け止めること．
今の状況に対し，審判されたくないというニーズ	⑤非審判的態度(non judgmental attitude) 相手の考えや思い，信念を評価したり，適否や善悪を判断しないこと．
指示ではなく，自分で人生を選択したり決定したいというニーズ．支援を求めている．	⑥自己決定(client self-determination) 判断や選択は自分自身で決定していくよう支援し尊重すること．
自分のことや秘密は隠しておきたいというニーズ	⑦秘密保持(confidentiality) 相手のプライバシーを守り，ラポールを形成していくためにも守秘義務を厳守すること．

（Biestek, Felix Paul. 訳：尾崎 新ら『ケースワークの原則—援助関係を形成する技法 [新訳改訂版]』誠信書房. 2006.）

- 相談者の心の中の7つのニーズは誰しもがもっているニーズであり，人として生きていくうえで当然の権利でもある．相談を受けたとき，保育者はこれらのニーズに気づき，どう受け止め反応していくかが重要となる．
- そのため，援助者の表情や目線，体の向きや姿勢など，発信する非言語的メッセージも意識することが大切である．泣きながら相談をしてきた保護者に対し，あなたの話は聞いていますよと頷き話を聞いていたとしても，目線が時計ばかり向いていれば，保護者の悲しい気持ちを理解してほしいというニーズや，受け止めてほしいというニーズは無視したものになってしまう．
- **相談をしようとしている相手の勇気を尊重し，背景にあるニーズに気づく視点をもつことが，相談・援助を行う際の基本的な姿勢である．**

ロジャーズのクライエント中心的アプローチとカウンセリングマインド

- カウンセリングとは，援助を求める人が直面している課題を，言語的・非言語的コミュニケーションを通じて解決の方向に援助していくことである（佐治ら，1996）．
- 保育者は対人援助の専門家ではあるが心理療法などの専門家ではない．しかしながら，カウンセリングが示す意味は，保育者による子育て支援そのもの

佐治守夫・岡村達也・保坂 亨『カウンセリングを学ぶ—理論・体験・実習』東京大学出版会. 1996.

である．そのため，カウンセリングの理論を理解し，専門的なスキルをもって相談・助言することは大切である．

・ロジャーズ（Rogers, C）は，カウンセリングが望ましい方向に進むための3つの条件を提示している（❷）．

❷ ロジャーズのクライエント中心的アプローチ〜3つの条件

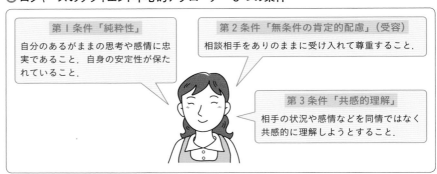

第1条件「純粋性」
自分のあるがままの思考や感情に忠実であること．自身の安定性が保たれていること．

第2条件「無条件の肯定的配慮」（受容）
相談相手をありのままに受け入れて尊重すること．

第3条件「共感的理解」
相手の状況や感情などを同情ではなく共感的に理解しようとすること．

・保育の現場においては，日常の保育のなかで相談や助言が行われるため，臨床心理士やカウンセラーによるカウンセリングの枠組みとは異なる．しかし，カウンセリング的な心，つまり 保護者の思いに寄り添って受容し，共感と肯定的な態度を意識したカウンセリングマインドをもち，対応をしていくことが大切である．

・共感（empathy）とは，相手の感情や心の状態を感じ取り，そして自分のなかで生じている感情や思いなどを吟味して把握していくプロセスのことで，相手を理解しようとする能動的なやりとりのなかで相手の内的な体験を理解していこうとするものである（五十嵐，1999）．一方で，同情（sympathy）は，相手が感じている感情を同じように感じるもので，共感とは異なる（❸）．

五十嵐透子．共感とカウンセリング・マインド．金沢大学大学教育開放センター紀要．1999：19．1-8．

❸ 共感と同情〜どちらが共感的な思考だろう?

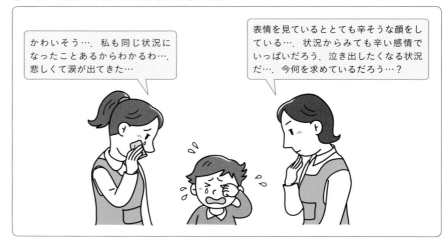

かわいそう…．私も同じ状況になったことあるからわかるわ…．悲しくて涙が出てきた…

表情を見ているととても辛そうな顔をしている…．状況からみても辛い感情でいっぱいだろう．泣き出したくなる状況だ…．今何を求めているだろう…？

- 相談を受ける際は，相手の「今」の姿や思考，感情を的確に捉え，それが「過去」から形成されてきたものであること，そして「未来」にもつながっていくものであることを忘れてはならない．したがって，「今」の姿を理解することは，これまでの過去とこれからの未来を理解することになる．
- 保育士などの対人援助職者は，自分とは異なった価値観をもった保護者を理解し受容するために，自分の価値観と向き合い自分自身の傾向を知ること（＝自己覚知という）が大切である．
- 相手の悩みを傾聴し，客観的な視点をもって本質を探るためには，相手や自分自身の感情に揺さぶられることがあってはならない．そのためにも，自分自身についての自己覚知や自己洞察，メタ認知を働かせることは非常に重要である．
- 相手を理解するためには，自分自身の感情，思考パターンや癖に気づき把握しておくことも大切なのである．
- 保護者から相談を受けるということは援助を求めているということであり，よりよい方向への選択肢を広げ，相手の自己決定をサポートしていくことが保育者の責務であることを忘れてはならない．

沈黙の意味

- 相談・助言の場面において，沈黙や間も相手を知る重要な手がかりになる．
- 会話の最中，受け応えに詰まったり，話の内容を逸らそうとしたり，もしくは笑いでごまかそうとしたりする場合は，何らかの認知的負荷や防衛機制が働いていることが考えられる．
- 私たちは，つい言語的な側面から相手を理解しようとするが，表情や視線，声のトーンや話し方のスピード，身振りや手振り，着ている衣装や振る舞いまでも，相手の理解につながる重要な手がかりである．
- 沈黙や間も同様で，今の沈黙をどう理解し，その先どうアプローチしていくかは，保育者の的確な判断に委ねられ，その後の会話の流れにも影響していく．
- 沈黙は肯定や受容であり，疑問でもあり，留保でもあり（成田，2002），相反する2つの性質を含み，やりとりとともに質も変化していく（橋本，2016）．沈黙や間も表出と捉えていくことが大切である（❹）．

メタ認知

メタ認知とは，アメリカの心理学者ジョン・H・フラベルが定義した心理学用語である．自己の認知活動（知覚，情動，記憶，思考など）を客観的に捉え評価したうえで制御する「認知の認知」とも言われている．

（脳科学辞典より）

認知的負荷

考えたり理解しようとしたりする時に生じる認知的な負担で，難しいことを処理する時はこの認知的負荷は大きくなる．

防衛機制

人間は何らかの葛藤や痛みを予感するとそのような状況を避けて自分を守ろうとする無意識な心の働きのことをいう．

成田善弘．連続講座　精神療法家の仕事（7）治療者の介入―その1―．臨床心理学．2002:2(1)．89-95．

橋本真友里．心理臨床における沈黙の概念および沈黙研究の概観と展望．京都大学大学院教育学研究科紀要．2016：62．415-26．

❹ 沈黙が表す心

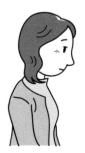
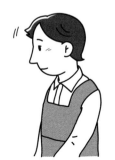

- ・満足感があり言語的メッセージを伝える必要がない
- ・相手を尊敬したり敬っている
- ・相手の注意を引きたい
- ・何を伝えるか迷っている
- ・言葉を失っている
- ・話すことを拒絶している
- ・愚かな，馬鹿なことを言って無知をさらけ出してしまうという不安を感じている
- ・自分を保護したい
- ・一人になりたい
- ・集中したい
- ・葛藤もしくは緊張状態をニュートラルにしたい
- ・伝達したいことが何もない
- ・会話や相手をコントロールしたり教育したい
- ・第三者に焦点をあてたい

（五十嵐透子『自分を見つめるカウンセリング・マインド』医歯薬出版．2003．を元に筆者作成）

話してみよう！

隣の友だちと，昨日あった出来事を話してみよう．

話を聞くときは，相手の目をみて真剣に話を聞く姿勢を保ち，あいづちを打ったり，うなずいたり，丁寧な反応を心がけてみてください．今度は，話をしている相手の目を見ず視線を合わせないで下を向いて話を聞いてみよう．話し手はどのような気持ちになるだろう？

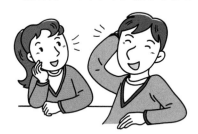

アイコンタクトや適度なうなずきは，会話を維持し，話したくなる気持ちを高めます．相手の心に寄り添う情緒的な面と，相手から発信される情報を的確に捉えて判断する理性的な面の両方をもつことが大切です．

● 引用・参考文献

- Felix Paul Biestek（1957）Relationship．Loyola Pr.（尾崎 新・原田和幸・福田俊子翻訳『ケースワークの原則：援助関係を形成する技法』誠信書房．2006）
- 佐治守夫・岡村達也・保坂 亨『カウンセリングを学ぶ—理論・体験・実習』東京大学出版会．1996．
- 五十嵐透子．共感とカウンセリング・マインド．金沢大学大学教育開放センター紀要．1999：19．1-8．
- 成田善弘．連続講座　精神療法家の仕事(7)治療者の介入—その1—．臨床心理学．2002：2(1)．89-95．
- 橋本真友里．心理臨床における沈黙の概念および沈黙研究の概観と展望．京都大学大学院教育学研究科紀要．2016：62．415-26．
- 五十嵐透子『自分を見つめるカウンセリング・マインド—ヘルスケア・ワークの基本と展開』医歯薬出版．2003．

1−2 | 保育士が行う子育て支援の展開

2 保護者と子どもの状況・状態の把握(多面的なアセスメントの視点)

📖 学習のねらい

1. アセスメントとは何か,なぜアセスメントが必要なのか学ぶ.
2. マッピング技法(ジェノグラム・エコマップ)について学ぶ.
3. 保護者と子どもの状態を把握するための具体的な方法について知る.

- アセスメントとは,「評価」や「査定」という意味があるが,対人援助の場面においては,支援を必要としている人の情報を多面的に収集し,そこから見えてくる問題の背景を明らかにしながら分析・整理し,問題解決につながる具体的な支援方法を導く過程のことをいう.
- 一つひとつのケースに対して丁寧にアセスメントしていくことは,より的確な支援を計画していくことにつながる.「なぜ」問題が生じ,「何が」背景にあるのか,「どのように」していくことがふさわしい支援につながっていくのかを,アセスメントを通して理解していく.

保護者と子どもの状況を把握するためのアセスメントツール

マッピング技法

- マッピング技法は,援助者が利用者の抱えている問題に焦点をあて,利用者とともに問題把握や状況改善のための手がかりとして,そこにかかわる人々や社会資源,あるいは家族関係の相互作用をわかりやすい形で描き出していく図式法である.これは,さまざまな「記号」や「関係線」を活用しながら作成する.

①ジェノグラム

- ジェノグラムは,「世代関係図」「家族関係図」と呼ばれており,家族間の関係性を図示したもので,三世代以上の家族関係を図示した家系図のことをいう.
- それぞれの関係性を表す線はいくつかあり,家族間の関係性を視覚的に理解することができる(❶).

❶ ジェノグラムの表記の仕方

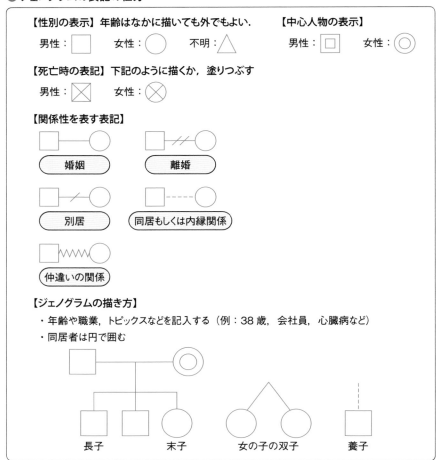

【性別の表示】年齢はなかに描いても外でもよい.　　【中心人物の表示】

男性：□　　女性：○　　不明：△　　　　男性：▣　　女性：◎

【死亡時の表記】下記のように描くか，塗りつぶす

男性：⊠　　女性：⊗

【関係性を表す表記】

婚姻　　離婚

別居　　同居もしくは内縁関係

仲違いの関係

【ジェノグラムの描き方】
・年齢や職業，トピックスなどを記入する（例：38歳，会社員，心臓病など）
・同居者は円で囲む

長子　　末子　　女の子の双子　　養子

（笠師千恵・小橋明子『相談援助 保育相談支援』中山書店．2014．p.69-70．より作成）

やってみよう！

自分のジェノグラムを実際に描いてみよう（自分を◎などわかるように表示してください）.

②エコマップ

● エコマップは，「家族生態図」や「社会関連図」と呼ばれている．これは，家族との関係性や周囲の人たちとの関係性，地域や社会資源との関係性などを図式化したもので，人と環境とのつながりや，活用できる資源を捉えていく生態学的なツールである（❷）.

● 保護者との毎日の何気ない日常会話から，相談や悩みが訴えられることがある．保護者との面接は，時間と空間，関係性が満たされている必要がある.

❷ エコマップの表記の仕方

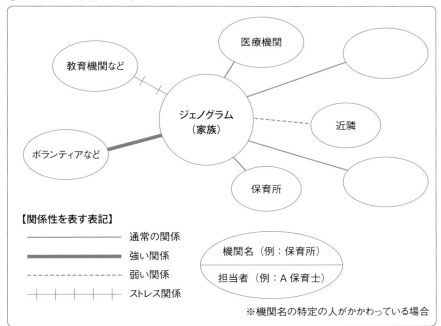

【面接の条件】

> ▶ 保護者が充分に語れる一定の時間が確保されている（時間）
> ▶ 話しの内容が他の人に聞かれない空間がある（空間）
> ▶ 相談や悩みを訴え解決したいという保護者と保育者は相互主体的な関係
> である（❸）

❸ 面接における保護者と保育者の関係性

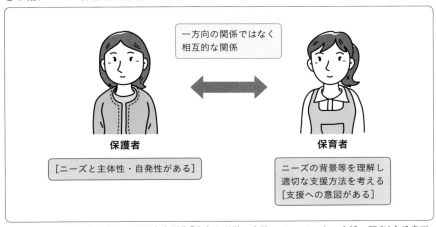

（八尋華那雄監修. 高瀬由嗣・明翫光宜編集『臨床心理学の実践 アセスメント・支援・研究』金子書房. 2013. より作成）

質問技法

- 相談者と直接話をしたり，問いかけることで，相談者本人の思いや考えを知ることができる．質問には，「開かれた質問（open question）」と「閉ざされた質問（closed question）」がある．下表の例のようにどちらも利用に適した部分と，相手に誤解を与えかねない部分があることを理解し，上手に使い分けることが大切である（❹）.

❹ 開かれた質問と閉じた質問

	開かれた質問	閉ざされた質問
具体例	今日はどんな気分ですか？ そうですね，昨日眠れなかったので，少し疲れが…	今日は，よい気分ですか？ 「はい」または「いいえ」
利用に適した場面	・相手の考えや思いなどの情報を得たい場合 ・相手の自己表現を深めたいとき ・相手が話すことによって，無意識の自己への気づきにつながるとき	「はい」もしくは「いいえ」で答えられる明確な情報を得たいとき たとえば「○○は好きですか」 「何時に出かけられますか」など
誤解につながる点	「なぜ？」「どうして？」という聞き方は，責めの印象を与えかねないため，聞き方やイントネーションに気をつける必要がある．	一方的に閉ざされた質問が続くと尋問されている印象を与えかねない．また，自分の話を十分に聞いてもらえないと感じさせることがあるため，気をつける必要がある．

子どもをアセスメントする方法

- 保護者が子どもにかかわる支援を必要としている場合，保育者は子どもの姿や状態を把握する必要がある．子どもをアセスメントするには，発達の知識のみならず子どもの姿を的確に捉えるために，行動観察，遊戯面接，発達検査の知識や，愛着行動から見た親子関係を把握する必要がある．

行動観察

- 行動を観察する方法には，自然観察法と場面選択観察法がある．
- 自然観察法は，保育のなかで見られる日常的で自然な子どもの姿を観察するもので，多様な姿を把握することができる．
- 場面選択観察法は，保育のなかでも特定の場面（たとえば朝の自由遊びの時間帯，みんなで同じ活動に取り組むときなど）を切り取り，限定した場面，

時間で見られる行動を把握するものである.

- 保護者から得られた情報が園でも見られる行動なのかを確かめるために, 子どもの行動を観察し情報を整理していくことが大切である.

遊戯面接

- 子どもの遊ぶ姿や言葉遣いから, 生活や親子関係, 思考や感情状態など精神活動を見ることができる.
- 遊戯面接は, 言語で的確に伝えられない子どもの内面を捉えていくもので, 制限のない環境のなかで主体的に遊べる環境を設定するものと, 遊びの内容を制限するものがある.
- 入園前や定期的な三者面談（保護者・子ども・保育者）では, 保護者と話をしている間, 同室で自由に遊ぶ子どもの姿を同時に把握し, 記録することもある.

発達検査

- 子どもの発達アセスメントに用いる検査には, 発達検査や認知検査, パーソナリティ検査など多様にある（❺）.
- 保育士がこれらの検査を用いて子どもの発達を測ることはほとんどないが, これらの検査内容や検査項目を理解しておくことは, 子どもの発達の個人差や個人内差を理解するうえで役立つ. また, 医療機関などと専門性の高い連携を行ううえでも必要になる知識である.

❺ 発達検査

	検査名	対象	項目
発達検査	新版 K 式発達検査 2001	0 歳〜成人まで	①姿勢・運動, ②認知・適応, ③言語・社会（3 領域）
	津守・稲毛式／津守・磯部式乳幼児精神発達検査	0 歳〜7 歳 11 か月まで	①運動, ②探索, ③社会, ④生活習慣, ⑤言語（5 領域）
	遠城寺式・乳幼児分析的発達検査	0 歳〜4 歳 7 か月まで	①運動：移動・手, ②社会性：基本的生活習慣, 対人関係, ③言語：発語, 言語理解（6 項目）
	日本版デンバー式発達スクリーニング検査	0 歳〜6 歳まで	①個人−社会, ②微細運動−適応, ③言語, ④粗大運動（4 領域）
認知検査	WISC-Ⅲ	5 歳〜16 歳 11 か月まで	①全検査 IQ, ②言語性 IQ, ③動作性 IQ
	K–ABC	2 歳 6 か月〜12 歳 11 か月まで	①継次処理尺度, ②同時処理尺度, ③認知処理過程尺度（①と②の総合）, ④習得度尺度
	DN-CAS	5 歳〜17 歳 11 か月まで	①プランニング, ②同時処理, ③注意, ④継次処理

（齊藤万比古総編集, 宮本信也・田中康雄責任編集. 2. 検査 C. 発達検査.『子どもの心の診療シリーズ 2 発達障害とその周辺の問題』中山書店. 2008. より作成）

親子関係の把握

秋山和夫ら監修．松山依子・秋山俊夫編著『教育・保育双書⑧ 子どもの臨床心理学』北大路書房．1994．p.69, 71, 103-104.

- 「友だちを叩いたりして上手に遊べない」
  「ちょっと注意しただけですぐに癇癪を起こす」
  親が心配している子どもの問題行動や何となく気になる行動は，親子関係や環境が反映されている可能性がある（秋山ら，1994）.
- 年少であればあるほど心と体は未分化でパーソナリティも未成熟であるため，ストレス反応が直接行動に現れやすい（秋山ら，1994）．そのため，**子どもの行動の背景を理解するためには，親子関係や環境を把握することが大切になる**.
- 子どもと親の関係をみる方法に「ストレンジ・シチュエーション法」がある．これは，親との分離場面とその後の再開場面時に見られる子どもの行動から，アタッチメントタイプを測るものである（❻）.

❻ ストレンジ・シチュエーション法でのアタッチメントタイプ

親子の分離と再開場面		日常の養育行動の特徴
〈安定型〉積極的な探索行動 　[分離場面]多少の泣きと混乱 　[再会場面]積極的な身体接触と容易な静穏化		・アタッチメント行動に敏感で応答的 ・調和的で安定した身体接触や相互交渉
〈回避型〉探索行動はあまりない 　[分離場面]泣くなどの混乱はほとんどない 　[再会場面]目をそらしたり避けようとする		・子どもからの働きかけに拒否的 ・子どもへの微笑みや接触が少ない
〈アンビバレント型〉用心深く安心した探索行動ができない 　[分離場面]非常に強い不安や混乱 　[再会場面]近接と怒りの抵抗を同時に示す		・アタッチメント行動に鈍感でタイミングがずれている ・そのときの気分や感情で対応するため一貫性に欠けている
〈無秩序・無方向型〉探索への意図が読み取りにくい 　[分離場面]と[再会場面] 　接近と回避行動の混在や不自然でぎこちない行動 　場違いな行動や表情もあり意図や欲求が読み取りにくい		精神的不安定からくる不適切な養育行動で，子どもを不安定にさせることがある

（秋山和夫ら監修．松山依子・秋山俊夫編著『教育・保育双書⑧ 子どもの臨床心理学』北大路書房．1994．p.69, 71, 103-4. より作成）

子どもをアセスメントする際のポイント

- 人見知り（8か月不安）を迎えると，知らない人に対する警戒が強まるため，初回は特に保護者と一緒に短時間遊んでもらい，その様子から，日ごろの親子の関係をとらえる.

- 少し慣れてきたら保育者は子どもが夢中になっている活動に合わせて観察し，無理に子どもに話すことは求めず，安心して遊べる雰囲気を大切にする．

保護者をアセスメントする際のポイント

- 保護者とのやり取りを通して，以下のポイントを見極めることが必要である．
  - ▶ 多くの悩みがあるなかで，主訴は何かを確認する
  - ▶ 解決しなければならない課題は何かを確認する
  - ▶ その課題はいつごろから始まり，これまでどんな対応をしてきたか把握する
  - ▶ 問題への対処能力はあるか見極める
  - ▶ 解決するための社会資源はあるか把握する
  - ▶ 課題の緊急度を判断する

◉ 引用・参考文献
- 笠師千恵・小橋明子『相談援助 保育相談支援』中山書店．2014．p.69-70.
- 八尋華那雄監修，高瀬由嗣・明翫光宜編集『臨床心理学の実践 アセスメント・支援・研究』金子書房．2013.
- 齊藤万比古総編集，宮本信也・田中康雄責任編集．2．検査 C．発達検査．『子どもの心の診療シリーズ2 発達障害とその周辺の問題』中山書店．2008.
- 秋山和夫ら監修．松山伙子・秋山俊夫編著『教育・保育双書⑧ 子どもの臨床心理学』北大路書房．1994．p.69，71，103-4.

3 支援の計画と環境の構成

📖 学習のねらい

1. 子育て支援を「計画」するために重要な「アセスメント」の意義について理解する.
2. 子育て支援の「計画」を策定する際に, 保育士はどのような連携を図る必要があるか理解する.
3. 支援のための環境構成について考える.

- 支援の計画を立てるためには, 保護者の支援ニーズを知る必要がある.
- 支援のニーズは, 保護者との日常の会話を通して早い段階で見えてくるときもあれば, なかなか見えてこないときもある. また, 支援ニーズがあるにもかかわらず, 保護者自身がそれに気づいていないことがある.
- 保育者は保護者や子どもとの丁寧なコミュニケーションや, 三者面談(保護者・子ども・保育者)のなかで, 一人ひとりのニーズを把握することが大切である. 送迎時などの様子から家庭の変化が読み取れたり, 親が気づけていない支援ニーズの必要性が見えたりすることがある.
- 支援ニーズを把握したら, **①現在の状況にどのような課題があるのか, ②課題に対してどのような援助内容が相応しいか, ③その援助内容によって何をどうしていくのか**, という視点をもって一連の道筋を検討する「計画」を策定していく. この「計画」を考えるときには, 「この援助が何につながるのか」を基本に立てていくことが大切である.

支援のための計画

計画を策定する意義

- 保護者の支援ニーズがわかったとき, 「今見えた課題」だけを解決しようとする計画を立てがちである. しかし, 今見えたものだけで突発的な計画を策定するのではなく, 保護者の将来展望を含めた計画を策定していく必要がある.
- 保育者は, 「保育園で預かる6歳までよければいい」という保育ではなく, 子どもが小学生になったその後をも見据えて保育する. 保護者へのサポートにおいても同様で, 「今がよくなればそれでいい」という一時しのぎの視点で計画するものではない. 保護者の子育てを支援するということは, その家庭の「ウェルビーイング(well-being)」を図ることでもある. 将来的な展望(長期

ウェルビーイング

「良好な状態」を意味する. 個人が尊厳をもって家庭や地域のなかでその人らしい安心のある生活を送ることができるように支援することである.

目標)に向けた計画を立て，その目標に向かうための短期的な目標や計画を
立てていくことが大切である(❶).

❶ 計画策定と実践の流れ

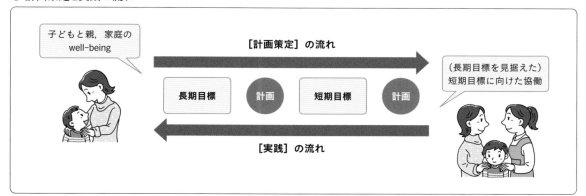

(笠師千恵・小橋明子『相談援助 保育相談支援』中山書店．2014．p.87 より作成)

計画策定の前の準備

- 計画を策定するにあっては，❷のように，「インテーク」や「アセスメント(事
  前評価)」が重要である．この段階を正しく把握してこそ，保護者の支援ニー
  ズに相応しい計画を策定することが可能になる．

❷ 支援計画策定の実際

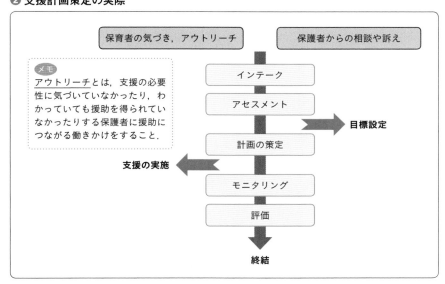

インテーク

- インテークとは，受理面接ともいい，援助が始まるスタート段階のことを示す．この段階は，保護者の思いや現状，保育者に求めている支援内容を的確に把握するため，保護者の「今」の思いを受容し，傾聴することが重要である．「この先生ならわかってくれるかも」という気持ちになれるよう，保育者は常にカウンセリングマインドをもって話を聞くことが大切である．
- 保護者の思いや支援ニーズを的確に把握しなければ，このあとのアセスメントの方向性にも影響が生じる．インテーク場面では，次の3点を意識する必要がある．

> ①保護者の訴えや状況を的確に把握し，保育所で対応できる内容か判断する（※保育所で対応できない場合は，支援につながる的確な情報を提供する）
> ②保育所，保育者として援助できる内容をわかりやすく伝える
> ③支援を進めていくかどうか，本人の思いを確認する

アセスメント（事前評価）

- アセスメント（事前評価）とは，インテークで明らかになった課題や状況について，さまざまな視点で分析し，どのような方法で支援していけそうか，方向性を定める段階である．
- この段階で総合的に把握した内容をもとに計画を策定していくため，アセスメントを行う際は，先入観や思い込みなど，保育者の主観をもち込まないことが基本である．
- アセスメントする側の価値観や人生観など主観が入ってしまうと，援助を求めている人の思いや希望，意思と異なった方向に進んでしまうことがある．相手の思いを丁寧に聞き取り，正しいアセスメントを行うことが重要である．
- アセスメント（事前評価）では，次の4点を意識する必要がある．

> ①保護者や子どもを取り巻くあらゆる環境（物的，人的，社会的）との関係性を分析し，インテークで把握した現状と課題を捉える
> ②インテークで把握した支援ニーズの意味や背景を分析する
> ③保護者や子どもがもつ強み（ストレングス）や，現状もしくは利用可能な社会的資源を把握する
> ④課題の優先度や緊急性を判断する

カウンセリングマインド

人があたかもカウンセラーであるかのように他者に温かく接することを指し，この姿勢や態度，心構えが他者理解を深める．
金原俊輔．カウンセリング・マインドという概念および態度が日本の生徒指導や教育相談へ与えた影響：主に問題点に関して．長崎ウエスレヤン大学地域総合研究所研究紀要．2015：13（1），1-12．

ストレングス

サリービー（Saleebey）は「人々が逆境のなかで学んできたこと，教育や生活経験のなかで獲得した知識や知恵で，人々のもつ特性，才能，プライド，スピリチュアリティ，コミュニティのもつ福祉力・文化的，個人的なストーリーと伝承」がある，と述べている．

計画策定の実際

なぜ，支援の計画を立てるのだろう.

- 計画がなければ，アセスメントで分析し方向性を定めても，「この援助が何につながっているのか」がわからなくなってしまったり，長期・短期目標に向けて正しい方向に進んでいるのか見失ってしまうからである.
- 支援の計画を策定していくときは，常にアセスメント内容と照らし合わせながら方向性がずれないよう確かめて作業していく必要がある.
- 計画を策定する際は，次の3点を意識する必要がある.

①保育者が支援内容や目標を決定していくのではなく，保護者も内容を理解し，合意した計画を策定する
②「5W1H」の視点から具体的な短期・長期的計画を策定する
③保育者の目標の見立てと，保護者のニーズを照合しながら策定する

> **「5W1H」の視点**
>
> 「いつ（When）」「どこで（Where）」「誰が・誰に（Who）」「何を（What）」「なぜ（Why）」「どのように（How）」の視点.

- 支援計画を立てる際のインテークとアセスメントについて見てきたが，これらの内容を正しく的確に記録していくことも，重要な作業になる. ❸は，相談者の基本的事項をまとめる「フェイスシート」「アセスメントシート」「支援計画」の一例である. 書式は，園によってさまざまで，地域の現状などに合わせて創意工夫したものが使用されている.

❸「フェイスシート」「アセスメントシート」「支援計画」の例

[フェイスシート]（相談者の基本的事項をまとめるもの）

相談日： 年 月 日( ) 時 分 ～ 時 分				
相談者氏名	子どもとの関係	子どものクラス	子どもの氏名	子どもの年齢
	親・祖父母・その他	組		歳 か月
連絡先	家族構成・社会的つながりなど（ジェノグラムなど）			
※連絡する際の注意点（時間帯など）				
相談内容				
相談内容				
相談中の様子				
相談の経緯				
主訴				

[アセスメントシート]

			作成日： 年 月 日（ ）	
相談者の状況				
身体面		生活面		
精神面		家族関係		
社会面		その他		
子どもの状況				
身体面		生活面		
精神面		発達面		
友達関係		その他		
支援への評価・分析				
主訴				
課題の整理				
支援の必要性（理由・背景）				
支援の方向性	（ストレングス・可能な社会的資源・配慮事項・連携機関の必要性など）			

[支援計画]

支援予定： 年 月 日（ ）～ 年 月 日（ ）	
支援の概要(わかりやすく図式化)	
長期目標 短期目標	
目標内容	目標内容
期間	期間
[具体的計画内容] (5WIH)	[具体的計画内容] (5WIH)
総合的な支援方針と方向性	
配慮事項	
その他	（カンファレンスやモニタリングの時期など）

支援のための環境づくり

- 子育て支援は，保育者一人で子育て家庭を支援するのではなく，園全体で保護者を支えていくものである（厚生労働省，保育所保育指針解説，2018）．

【参考】
厚生労働省編『保育所保育指針解説（平成30年3月）』フレーベル館．2018．p.331-2.

環境を設定する

▶安心感がもてる場づくり（自分から自己紹介するなど，また本音が出やすい雰囲気づくり）

▶病気や事故予防に配慮した場を考える（誤嚥や事故が危惧される遊具や玩具管理など）

▶人と人をつなぐ（親と親，親と子，保育者と親子，関係機関〈者〉など）

第4章　子育て支援

1　保育所における子育て支援に関する基本的事項

（2）子育て支援に関して留意すべき事項

ア　保護者に対する子育て支援における地域の関係機関等との連携及び協働を図り，保育所全体の体制構築に努めること．

イ　子どもの利益に反しない限りにおいて，保護者や子どものプライバシーを保護し，知り得た事柄の秘密を保持すること．

厚生労働省編『保育所保育指針解説（平成30年3月）』

- インテークのポイントにもあるように，保育所が対応できない場合は，関連機関と連携・協働しながら子育て家庭をサポートする必要がある．そのためには，保育者一人ひとりが関連機関の機能や役割をしっかりと理解したうえで，個別の支援ニーズに相応しい情報提供や紹介を行う必要がある．保育所全体として子育て支援の体制を整え，組織として取り組むことが大切である．
- また，子どものこと，保護者のこと，生活のこと，家族関係のことなど，知り得た情報はすべて厳格に秘密保持されなければならず，記録として残っているフェイスシートやアセスメントシート，支援計画などの書類や内容も，園の責任として厳重に扱わなければならない．
- 保育所の支援体制が整った環境のなかで，保育者が情報共有し，支援計画を検討していくことが大切である．
- よりよい支援を行うためには，先輩の保育者や園長先生，主任の先生にアドバイスや指導を受けるスーパービジョンや，保健師や看護師などの関連機関

スーパービジョン

援助を行う機関や施設における，スーパーバイザーによる対人援助の養成と，援助者への福利向上を目的とした教育的・管理的・支持的機能を展開していく一連の過程のこと．
若宮邦彦．ソーシャルワーク領域におけるスーパービジョンの理論的検証．南九州大学人間発達研究．2016：6. 3-12.

コンサルテーション

専門家が必要に応じて他の専門家に行う助言・支援のこと.

の専門家からアドバイスを受ける**コンサルテーション**ができる体制を整えておくことも重要である.

◎**引用・参考文献**
- 笠師千恵・小橋明子『相談援助 保育相談支援』中山書店. 2014. p.87
- 金原俊輔. カウンセリング・マインドという概念および態度が日本の生徒指導や教育相談へ与えた影響：主に問題点に関して. 長崎ウエスレヤン大学地域総合研究所研究紀要. 2015：13(1). 1-12.
- 厚生労働省編『保育所保育指針解説(平成30年3月)』フレーベル館. 2018. p.331-2.
- 若宮邦彦. ソーシャルワーク領域におけるスーパービジョンの理論的検証. 南九州大学人間発達研究. 2016：6. 3-12.

4 支援の実践（記録，評価，カンファレンス）

📖 学習のねらい

1. 「記録」は何のためにあるのかを理解し，よりよい「記録」の書き方を学ぶ.
2. 「評価」は何のためにあるのかを理解する.
3. 「カンファレンス」を行うことの意義について学ぶ.

- 計画ができあがれば，いよいよ支援が始まる．支援を行う際にも，常に子どもや保護者に寄り添い，コミュニケーションを図りながら状況を把握していく必要がある．**計画を遂行するための支援ではなく，目の前の子どもや保護者とともに歩みながらの支援であることを忘れてはならない**.

- 支援中は，計画内容がどのように進められ，どのような結果が生まれ，子どもや保護者にどのような影響があるか，目標に照らし合わせながら，状況を把握したり情報を収集して分析することが大切である.

- 的確に分析していくためのツールとなる「記録」や，「評価」「カンファレンス」についてみていく.

▶ **支援計画策定の実際**（参照：第1章1-2 3 支援の計画と環境の構成 p.54）

記録

記録とは

- 支援の状況や変化を記録していくことは，計画した支援内容や支援している子どもや保護者を客観的に把握し，よりよい支援につなげていくために重要な作業である（❶）.

- 記録として現状を整理していくことは，的確なアセスメントにもつながっていく.

- また，保育所は遅番や早番など勤務体制が異なり，担当保育者が不在なこともある．そのときに記録があれば，共通した認識を図り対応していくことができる.

- 記録は，具体的な措置・決定などの根拠を示す公的な資料として活用される．社会福祉サービスが契約制度となり説明責任のうえでも重要となる.

- 記録の「形式」には，次の2つに分類される（寺田，2016）.
  公式：支援記録（ケース記録），事例記録，管理運営記録など
  非公式：当事者記録，実践記録など

寺田 香.「共有記録に何を書くか」：電子カルテとソーシャルワーク記録. 北翔大学教育文化学部研究紀要. 2016：1. 113-8.

❶ 子育て支援における記録の意義

- 記録の「方法」には，次の3つの方法がある．

叙述体：支援の内容や相手の状況や感情の変化など，時間の流れに沿ってストーリーのように記すもの．

> 出来事や感情の変化などの前後関係がわかるため，出来事の原因などを把握したり分析したりする際に役立つ．

- 過程叙述：保護者と保育者のやりとりを詳細に記していく方法
- 圧縮叙述：時間に沿って出来事の要点のみ記していく方法
- 逐語体：保育者と保護者の会話のやりとりすべてを記していく方法

説明体：支援中の出来事に対して，保育者が説明や解釈，見解や考察を加えて記すもの．

> 出来事の「事実」と，保育者の「見解や考察」が混同しやすいため，区別して記載し混同を避ける必要がある．

要約体：支援中の出来事や支援の内容を，項目ごとにまとめて記すもの．

> 保育者が重要と感じた部分が明確になり，重要な観点も整理されるため，アセスメントなどにも用いられる．

記録の留意点

- よい記録を書くにはスキルが必要である（❷）．**記録として書き起こすためには，客観的な視点と，自分の認知を認知するメタ認知を働かせ，自分と保護者との関係を傍観する視点が大切である．**
- 記録は，子どもや保護者の家庭状況や生活状況など，個人情報が多く含まれている．個人情報は，「個人情報の保護に関する法律（個人情報保護法）」（2003〈平成15〉年）で守られるため，一人の保育者として，また，保育所という組織として，厳重に保護・管理しなければならない．

❷ よい記録を書くための視点

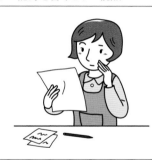

- ☑ 出来事を正しく捉えて書く
- ☑ 公的書類であることを念頭に，相手に伝わるようにわかりやすく書く
- ☑ 誤字脱字，不明瞭な文章，事実を歪める表現などを避けて書く
- ☑ 必要・不必要情報を的確に判断して書く
- ☑ 出来事に事実と，保育者の主観や見識，考察を区分して書く

- 近年，この情報管理の甘さや意識の低さ，理解不足によって，本来守るべきものが，結果，守れなかったという問題が生じている．
- 保育所は，子育て支援のために関連機関と連携し情報を共有する．しかし，第三者に対しては，本人の了承や同意がなければ，情報を提供してはならない（例外については❸を参照）．
- 「記録開示」については，保育者一人ひとりがしっかりと把握していく必要がある．

❸ 本人の同意を必要としない第三者への記録開示について

第 23 条　個人情報取扱事業者は，次に掲げる場合を除くほか，あらかじめ本人の同意を得ないで，個人データを第三者に提供してはならない．

①法令に基づく場合
②人の生命，身体または財産の保護のために必要がある場合であって，本人の同意を得ることが困難な場合
③公衆衛生の向上または児童の健全な育成の推進のために特に必要のある場合であって，本人の同意を得ることが困難であるとき
④国の機関もしくは地方公共団体またはその委託を受けた者が法令の定める事務を遂行することに対して協力する必要がある場合であって，本人の同意を得ることにより当該事務の遂行に支障を及ぼすおそれがあるとき

評価

- 支援の取り組みが計画通りに進んでいるか，この後もこの方向性で支援を進めていいかを確認したり，計画内容そのものが的確かどうかを確かめることを「中間評価（モニタリング）」という．この中間評価（モニタリング）によっては，計画を見直したり，修正したりすることもある．
- 目標に向けて一定の時間が経過したときに支援やその方法が効果的で適切だったかを確認する「事後評価（エバリュエーション）」がある（名須川ら，2018）．
- 事後評価（エバリュエーション）は，保育者自身の振り返りや客観的な自己点検の機会になる．また，保護者にとってポジティブな振り返りやフィードバックは，自信や自己肯定感につながることもある．

名須川知子・大方美香監修，伊藤篤編著『子育て支援（MINERVA はじめて学ぶ保育）』ミネルヴァ書房．2018．p.208.

- 評価は，保育者一人で行うものではなく，同僚や主任保育者など園全体で取り組むものである．それがカンファレンスである．

カンファレンス

- 「A 先生と B 先生の言っていることが違う」

「前に先生に言われたことと，今言われていることがまったく違う」

保護者にこのような思いをもたせてしまうと，保育者や園に対する信頼感や関係性は一気に崩れていく．信頼関係を築くのは時間がかかるが，壊れた信頼関係を再度構築するのはそれ以上の時間を要する．支援においては，保育者間，園全体で検討し合い，共通認識をもつことが大切である．

- カンファレンスを，ケース会議やケースカンファレンスと呼ぶ園もある（第1章 2-5．p.64 も参照）．

- カンファレンスは，支援の状況を報告するだけではなく，支援を検討するために行われるため，支援内容の問題点や課題点，改善点などが明確になる．

> **カンファレンス**
>
> 園内もしくは関連機関との会議や協議のこと

- カンファレンスは，①支援ケースを担当保育者が提示し，②支援ケースをカンファレンスメンバーで共有，③ケースの論点を明確にし，④検討，という流れで進むことが多い．①で報告する保育者は，事前に要点や論点を整理しておき，カンファレンスメンバーに的確に伝わるよう，資料など準備しておくことが大切である．③においては，質疑応答を繰り返し，論点を整理しながら全体で共有することが大切である．④では，対極的な意見もすべて出し合い，多面的な視点で検討を進めることが重要である．意見が多く出るほど，より柔軟な対応や見通しをもつことができる．

- 人は，少数意見を発言しにくく，また，経験の浅さと自信のなさから発言を躊躇してしまうことがある．しかし，その発言のなかに子どもや保護者を支える的確な方法があるとすれば，保育の専門家として提案する必要がある．

- よりよい支援のために，誰でも自由に発言できる雰囲気や体制，組織をつくっていくことが，何よりも重要である．

◉引用．参考文献
- 寺田 香.「共有記録に何を書くか」：電子カルテとソーシャルワーク記録．北翔大学教育文化学部研究紀要．2016：1．113-8.
- 名須川知子・大方美香監修．伊藤 篤編著『子育て支援(MINERVA はじめて学ぶ保育)』ミネルヴァ書房．2018．p.208.
- 西尾敦史．ストレングスモデルとしての「報徳仕法」．宇都宮短期大学人間福祉学科研究紀要．2006：5.

5 職員間の連携と協働

📖 学習のねらい

1. 子どもを理解するうえで職員間の連携・協働の意義を知る.
2. 職員間の連携と協働はどんな方法で行われているかを考える.
3. 保護者からの苦情などの対応について学ぶ.

- 近年,アレルギーや気になる子など,個別に配慮を要する子どもが増えてきている.子どもの発達や事故防止の観点からも職員間で連携・調整して協働することは重要である.

- 保育や教育現場において,知的な遅れはなさそうであるが,他の子どもよりも「得意なところと苦手なことの差が大きい」など発達の歪みがあったり,また,「友だちとのトラブルが多い」「自分の感情をコントロールできない」「新しい課題になかなか取り組もうとしない」「ルール違反が多い」などの「ちょっと気になる子ども」への対応が課題となっている.

- 気になる子どもの行動に対し,保育者は,もしかしたら「声かけのタイミングが悪かったのか」「環境が落ち着かなかったのか」など,子どもの視点になって考えることが重要である(本郷,2018).

- 子どもの特性や人間関係,環境など多岐にわたる情報は,担当保育士だけの視点ではなく,他の保育者や職員からのさまざまな情報を統合することにより明日の保育を考え,子どもの理解を深めることとなる.

- したがって,子どもがのびのび安心して過ごすためには,情報を園全体で共有し支援方針を確認し一貫性のある保育・教育を検討する「場」が必要である.

- もし,大切な情報を共有していなければ,職員間の対応の違いとなり,時には保護者との信頼を失いクレームにつながったり,また,子どもの支援に影響がでたり,事故などにつながる恐れがでてくる.

- 職員間の情報共有の方法は,カンファレンスなどいろいろある.「場」を設けることは,職員相互の信頼関係が強まり,自らの保育実践への評価や自己研鑽への意欲を高めることにもつながる.

本郷一夫『「気になる」子どもの社会性発達の理解と支援:チェックリストを活用した保育の支援計画の立案』北大路書房,2018.

職員間の連携方法

カンファレンス

▶ **カンファレンス**（参照：第1章 1-2 **4** 支援の実践〈記録，評価，カンファレンス〉p.62）

- 職員間で子どもや保護者を理解する方法としてよく用いられるのはカンファレンスである．カンファレンスは，子ども（アレルギー，発達障がいなど）と保護者（育児不安，家族関係）の状況を共有する場となり，抱える課題を分析し，支援に向けて検討する場となる．
- 一例をあげると，2019年に厚生労働省から「保育所におけるアレルギー対応ガイドライン（2019年改訂版）」が出され，各自治体や施設は，それを参考に対応マニュアルを作成している．食物アレルギーでアナフィラキシーショックを起こす危険性があり，子どもの生命を守るうえで職員全員が共通の知識や情報を共有することは重要である．

エピペン®

アナフィラキシーがあらわれたときに使用し，医師の治療を受けるまでの間，症状の進行を一時的に緩和し，ショックを防ぐための補助治療剤（アドレナリン自己注射薬）．

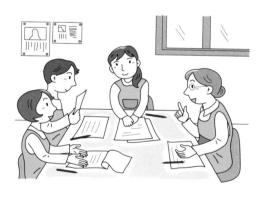

事例 　新人保育士が間違ってアレルギー食を提供

　新人保育士は，主任保育士からオリエンテーションで食物アレルギーの説明を受けていたが，子どもに食事を与えることに気を取られうっかりしてアレルギー食を摂取させてしまった．近くにいた主任保育士が気づいたときは飲み込んだ後だった．保護者に電話連絡中に子どもにアナフィラキシーショックの症状が出現し，保護者から了解をとっていたエピペン®を使用し，救急搬送で一命をとりとめた．保育士たちは，再度，食物アレルギーのマニュアルを見直し，間違いを未然に防ぐ対応を検討するためにカンファレンスの場を設けた．

スーパービジョン

- スーパービジョンとは，実践経験や専門的知識をもつ上司や先輩（スーパーバイザー）から助言や指導を受けることをいう．これに対して受ける人をスーパーバイジーという．

スーパービジョンが果たす役割

▶ 教育的機能（スーパーバイジーの力量の向上）

▶ 管理的機能（利用者への援助の質を維持・向上するための業務分担や職場環境の整備）

▶ 支持的機能（精神的サポート・バーンアウトの予防）

> **バーンアウト**
>
> 「燃え尽きる」という意味でそれまで意欲的に仕事に取り組んでいた人が心身の極度の疲労によって意欲を失う状態をいう．

事例 保育者間の保育観の相違から新人保育士がバーンアウト

‑ ‑

タクちゃん（2歳）は，現在のミナミ保育所に入園するまで，待機児童などの関係で生後2か月から3度も保育施設が変わっていた．園生活に慣れないうちにまた施設が変わり，不安感を強くもっていたタクちゃんは，声をかけてくる年長児がそばに来るたびに怖がって新人の担当保育士から離れない．今日も担当保育士は，泣きじゃくり足元にすがりつくタクちゃんを片手に抱っこしたまま，他の子どもたちの保育にあたっていた．

すると，先輩保育士は，「泣かせておけば…甘やかしすぎる」「いつまで抱っこしながらの保育を続けるつもりなのか」と，非難の声を浴びせた．

ある日，迎えにきた保護者に新人担当保育士は目に涙をためながら明日で仕事を辞めることになった，と告げた．園長は，若い新人保育士がバーンアウトを起こしたことを重く受け止め，職員にスーパービジョンを行った．

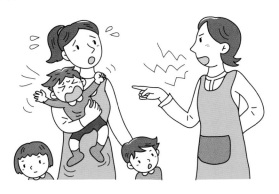

- 事例のように3歳未満児は情緒の安定がないと，なかなか遊びにも入れないことが多い．馴染みの保育士と信頼関係ができると情緒が安定し，徐々に周りの環境に慣れ自然に遊びの仲間に入っていくことができる．その間，保育士同士の協力と連携は重要である．周りの保育士のサポートがないと担当保育士の疲労感が強くなりバーンアウトをおこしてしまうのである．
- 近年，慣れた環境で安心して子どもが保育者との愛着関係を築くことができるように，複数の保育士でチーム保育を取り入れている保育所が多くなった．

コンサルテーション

- コンサルテーションとは各分野の専門職（大学教員，医師，保健師，心理士など）から，利用者の問題解決に必要となる知識・技術や助言などを受けることである．

ミーティング

- ミーティングは，短時間で課題の共有，仕事の進捗状況，予定などを把握したりする大切な場であるが，ポイントは準備を万全にし，かつ，討議した結果を記録として残し，当日，欠席した職員にも周知することが大切である．

職員間の協働による事故予防

- 「気になる」子どもの示す行動の一つに，保育室から抜け出してしまう，保育者の話を最後まで聞いていられない，保育者の指示が入りづらい，自分の感情をうまくコントロールできないなどの行動があるが，それが障がいに基づくものなのか，不適切な養育に起因するものなのか，あるいは環境の要因によるものなのか，乳幼児期には判断が難しいことがある．
- 「気になる」子どもの対応に子どもの特性を知り職員間（園の職員全員）の共通理解と保育体制の確立が重要である．それには，個別の子どもの発達過程を知り，現在の「子どもの姿」を把握する必要がある．

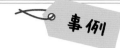 ジュン君がいない

　ジュン君は虫が大好きで窓ガラスに止まっていたチョウチョを見つけると走って保育室を抜け出してしまった．保育所の園庭の敷地続きは高校のグランドであった．集団指導に気を取られていた担任保育士は，ジュン君がいないことに気づき，他の保育士に応援を依頼し，慌てて園内や園庭を探しまわった．ちょうど，その時，野球の練習をしていた高校生に連れられてジュン君が保護された．今後，集団遊びから逸脱するジュン君の特性を考慮した保育について，職員間で集団指導時の進行保育士とサブ保育士などの保育体制の取り方と役割について話し合った．

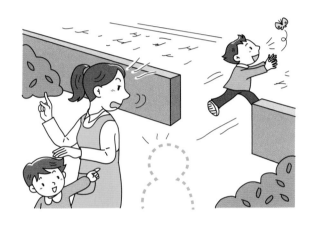

ちょっと気になる子どもの保育は職員間での情報共有が重要

- 集団からはずれてしまう子どもがいる場合，抜け出したときに楽しい経験をさせないことも対応の一つである．
- 事前に，メインの保育士とサブ保育士がそれぞれの役割を確認しておき，メインの保育士は保育をそのまま継続し，サブの保育士が抜け出た子どもに集団に参加すると楽しいことを伝えながら参加を促す．しかし，興奮して落ち着かない場合は，一度，保育室から出てクールダウンの空間と時間をとることは大切である．
- 抜け出す子どものなかには，保育者の注目を浴びるために飛び出しを楽しんでいるときもあるので，子どもの様子を観察する．
- 事前に他の保育者と話し合いをもって対応をとる（たとえば，外に向かって出ていく子どもに「ダメ」「そっちいかないで」などといけないことだけを伝えるのではなく「ここに座って○○してくれる」と，してほしいことを同時に伝え，できたら「座って○○できたね．すごいね」とできたことを具体的に言ってほめるなど）．

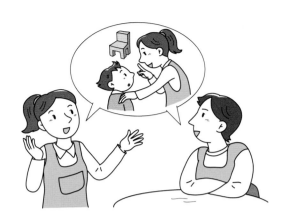

職員間で，困っている子どもの気持ちを共有することは大切

- 子どもが活動に入らなかったり，偏食が激しかったりする場合，保育者は，家族から情報を得たり，職員間で話し合って子どもの気持ちを理解することはとても大切である．
- たとえば，感覚が過敏（手触り，におい，音，偏食）などで，手をつなぎたがらない子どものなかに触覚や聴覚，臭覚，味覚が過敏な場合がある．
- 何でも好き嫌いなく食べる子のなかにキノコだけが苦手で食事に出るとどうしても食べない子がいる．その場合，無理強いせずに小分けにして与えたりする．それでも食べられない場合は「残していいよ」と声をかけることも大切である．しかし，少しだけでも食べたなら「頑張って食べたね」などと励まし，職員の一貫した対応の声がけが求められる．

保護者の苦情への対応

- 児童福祉施設設置基準にもあるように，苦情への適切な対応は福祉サービスを利用している保護者の満足感や信頼感を高めるものである．苦情を封印せずに社会性や客観性を確保し，一定の方法に沿った解決をすることは利用者の納得や協力を得ることとなる（社会福祉法）．

苦情解決体制

- ▶ **苦情解決責任者を置く**：責任主体を明確にするため施設長・理事など
- ▶ **苦情担当者を決める**：職員のなかから任命，内容は苦情の受付，利用者の意向確認，記録，苦情解決責任者と第三者委員への報告，匿名や投書などの苦情は第三者委員に相談する
- ▶ **第三者委員を決める**：苦情の客観性や社会性を確保し，利用者の立場や特性に配慮した適切な対応を推進するため，第三者委員を設置する

児童福祉施設設置基準

保護者からの苦情に適切に対応するために窓口を設置するなどの必要な措置を講じなければならない（第14条の3第1項）．

社会福祉法

・苦情解決の明確化（第82条）．
・都道府県における運営適正委員会の設置（第83条）．

苦情解決への手順

• ❶のような手順で話し合いの際の対応に注意して進めていく.

❶ 苦情解決の流れ

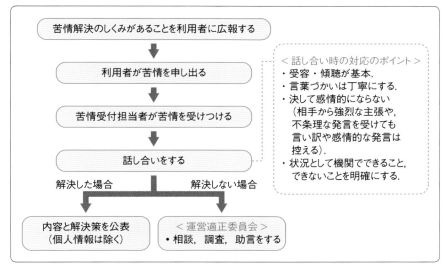

（笠師千恵・小橋明子『相談援助 保育相談支援』中山書店．2014.）

保護者のクレーム対応時のポイント

• できるだけ一人で聞くのではなく二人体制で聞く.
• 相手の話しは真摯な態度で傾聴する．相手が感情的に強く訴え，内容が理不尽であると思っても，支援者は「でも…」であるとか「しかし…」など，すぐ否定的な言葉は使わない．相手は強い怒りがあっても十分話せることで怒りはある程度発散される.
• 保育士が受ける保護者クレームの内容で最も多いのは「子ども同士のトラブル」で，次いで保育士の対応に関するものと保護者同士のトラブルに関するものが多い．また，自分と異なる価値観の保護者と出会う場合は，保護者がもっている価値観の多様性を理解することが大切である.

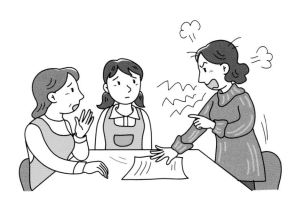

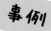

事例　子ども同士のけんかによる怪我の報告が保育士からなかった

保護者　：「帰宅後，子どものまぶたが腫れていることに気づき，聞くと友達に殴られたことがわかった．これから眼科に受診するが，迎えのときに保育士からそのことの説明がなかった．また，たたいた子どもの相手の保護者にはそのことは伝えているのか？」と強い口調で保育所に電話があった．

園の対応：園長は，状況の詳細をその日のうちに伝えていなかったことを謝罪し，今後，子ども同士のトラブルの情報共有を徹底し，双方の保護者に丁寧に説明することを伝えた．

　その後，職員間で日常の様子や子ども同士で起きたトラブルの情報共有を徹底し，双方の保護者に丁寧に説明する旨を伝えた．

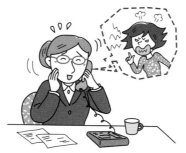

・クレームがあった場合は，事実関係を確認するとともに，事例のように怪我の報告を保護者にしていなかったことについて謝罪し，今後，園としての対応についても説明することは大切である．

◉ 引用・参考文献
• 本郷一夫『「気になる」子どもの社会性発達の理解と支援：チェックリストを活用した保育の支援計画の立案』北大路書房．2018.
• 櫻谷眞理子．今日の子育て不安・子育て支援を考える～乳幼児を養育中の母親への育児意識調査を通じて．立命館人間科学研究．2004：7. 75-86.
• 厚生労働省．地域における子育て支援の現状と課題．2007. https://www8.cao.go.jp/youth//suisin/tokumei-kondan/k-1/pdf/s5-1.pdf
• 笠師千恵，小橋明子『相談援助 保育相談支援』中山書店．2014.
• 大日向雅美『母性愛神話の罠』日本評論社．2000. p.2-4, 45-50.
• 住田正樹・高島秀樹『変動社会と子どもの発達(改訂版)』(田中理絵分担執筆，第3章「仲間集団と子どもの社会化」，第10章「社会問題化する児童虐待」)北樹出版．2018.
• 本郷一夫・杉村僚子・平川久美子ほか『「気になる」子どもの保育と保護者支援』建帛社．2010.

6 関係機関（者）との連携・調整，社会資源の活用

 学習のねらい

1. 関係する機関や専門職の役割や内容を学ぶ．
2. 地域の社会資源の活用について考える．
3. 地域子育て支援拠点事業について学ぶ．

- 今日において，家族の抱える課題は多様化・複雑化・深刻化しており，一つの機関で，また，保育士のみですべてを援助することは難しい．そのため，子どもの育ちに関係するさまざまな関係機関や関係者と「連携」「調整」することは親の不安を解消し，子どもの健やかな発達を支援するために重要である．
- 関係者や関係機関と連携・調整するためには網の目のように人をつなぐネットワークの構築が必要となってくる．
- 現在，保育所，幼稚園，認定こども園などに対し，地域の子育て家庭に対する支援の中心的な役割が求められている．
- 妊娠から就学後に至る子どもの発達を切れ目のないシームレスな支援をするには複数の機関（者）とのネットワークの構築が必須となる．

 演習

やってみよう！

保育に関係する機関や関係者など，あなたの地域の社会資源を書き出してみよう．

ヒント

保健・福祉・医療・司法関係などに分けて考えてみよう．

保育士と関係する地域の関係機関（者）

- 保育士と関係する地域の関係機関（者）を整理すると❶のようになる．
- 保育士とかかわる主な関係機関には以下のようなものがある．

福祉事務所

- 福祉事務所は，子どもから高齢者までの生活や障がいなどの支援を受けるための事務を行う社会福祉行政機関である．

市町村保健センター

- ほとんどの市町村に設置され，専門職として医師や保健師のほか助産師，歯科衛生士，栄養士などが中心となって乳幼児の健診や発達相談，妊婦の相談などを実施している．

❶ 保育士と関係する地域の関係機関（者）

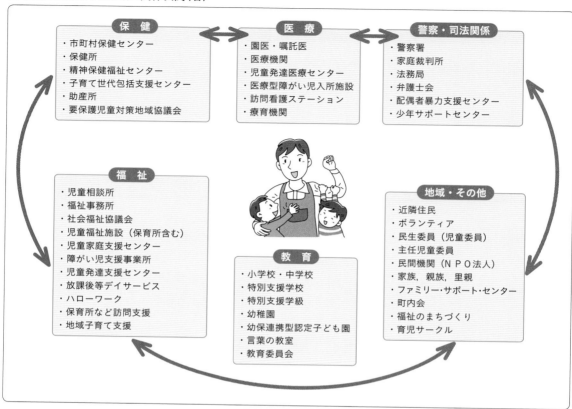

保 健

- 市町村保健センター
- 保健所
- 精神保健福祉センター
- 子育て世代包括支援センター
- 助産所
- 要保護児童対策地域協議会

医 療

- 園医・嘱託医
- 医療機関
- 児童発達医療センター
- 医療型障がい児入所施設
- 訪問看護ステーション
- 療育機関

警察・司法関係

- 警察署
- 家庭裁判所
- 法務局
- 弁護士会
- 配偶者暴力支援センター
- 少年サポートセンター

福 祉

- 児童相談所
- 福祉事務所
- 社会福祉協議会
- 児童福祉施設（保育所含む）
- 児童家庭支援センター
- 障がい児支援事業所
- 児童発達支援センター
- 放課後等デイサービス
- ハローワーク
- 保育所など訪問支援
- 地域子育て支援

教 育

- 小学校・中学校
- 特別支援学校
- 特別支援学級
- 幼稚園
- 幼保連携型認定子ども園
- 言葉の教室
- 教育委員会

地域・その他

- 近隣住民
- ボランティア
- 民生委員（児童委員）
- 主任児童委員
- 民間機関（ＮＰＯ法人）
- 家族，親族，里親
- ファミリー・サポート・センター
- 町内会
- 福祉のまちづくり
- 育児サークル

やってみよう！

保育士と関係する地域の機関を参考に，あなたの市町村の主要な関係機関を地図マップに入れてみよう．

演習

児童発達支援センター

- 障がい（発達障がいも含む）をもつ子どもが児童発達支援センターに通い，日常生活を自分で営むことができるように指導したり，その子に応じた知識や技能を教えたり，集団生活に適応できるように訓練などをする．

児童家庭支援センター

- 児童相談所と密接な連携を図りながら保護を要する児童または保護者に対する指導（虐待などの親子の再統合など）を行う．ここでは緊急時や一時保護の対応が迅速にできるようにショートステイ，トワイライトステイなどの事業を展開している．

児童相談所

- 児童福祉法に基づき子どもや家族の相談を受けている．児童相談所の主な役割は①市町村援助機能，②相談機能（子どもの問題行動，障がい，発達など），③一時保護機能（虐待などで子どもの心身に問題が見られたり，保護者が何らかの事情で養育できなくなった場合など），④措置機能（家庭裁判所の

承認により施設入所，里親委託など）の大きく分けて4つの役割がある．

ファミリー・サポート・センター

- ファミリー・サポート・センターは住民同士の支え合いの活動で登録制である（❷）．

❷ ファミリー・サポート・センターの仕組みと活動

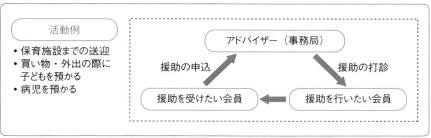

（笠師千恵・小橋明子『相談援助 保育相談支援』中山書店．2014.）

保育士の他に子育て支援を担う主な専門職

保健師（保健・医療・福祉分野）

- 保健師助産師看護師法に定められた国家資格で，地域における妊婦・乳幼児から高齢者までの相談・助言に応じている．併せて，地域における実態を把握し，家庭訪問による個別支援と地域全体の健康課題に対する健康教育などを実施している．

社会福祉士（福祉・医療）

- 社会福祉士および介護福祉士法に定められた国家資格である．生活上の問題や身体もしくは精神上の問題の相談・助言をする．

児童福祉司（福祉）

- 児童福祉法のなかで児童相談所に配置される職員であり，児童相談所で働く任用資格である．子どもの虐待，障がい，非行などの相談に応じるケースワーカーである．

民生委員

- 民生委員は，民生委員法に基づき，都道府県知事の推薦によって厚生労働大臣により委嘱される無給の非常勤委員で任期は3年，市町村や特別区に置かれる．児童福祉法（第16条2項）に基づき民生委員は児童委員を兼ねる．地域の生活課題を抱える妊婦・乳幼児から高齢者までの関係機関と連絡・調整

を図りながら支援している.

主任児童委員

- 地域担当の児童委員と一体になった活動をする.特に,児童福祉関係機関や教育機関,地域の児童健全育成に関する団体との連携・調整などの橋渡しの役を担っている.現在,増えている子どもの虐待や不登校などに対し,家庭や児童相談所・福祉事務所などとのパイプ役を任っている.

特別支援学校教諭

- 特別支援学校で働く教諭は教員免許のほかに,特別支援学校の教員の免許が必要である.特別支援学校には,障がい児や医療的ケア児も在籍しており専門的な知識や技術が求められる.

学校教育法の一部改正：特別支援学校の創設・特別支援教育の推進

　2007（平成19）年の学校教育法の改正で,従来の盲学校,聾学校,養護学校（知的障がい,肢体不自由,病弱な者）が障がい種別を越えた特別支援学校に一本化された.さらに,特別支援教育の推進で小中学校に置いていた「特殊学級」を「特別支援学級」に改め,教育上特別の支援を必要とする児童生徒などに対し障がいによる学習または生活上の困難を克服するための教育を行うことになった.これにより通常の学級に在籍するLD,ADHD,高機能自閉症児などの法的根拠が明確となった.特別支援学校における医療的ケア（経管栄養,胃ろう,人工呼吸器など）を要する子どもの数は,2017年度の調査で8218名であった.

（文部科学省,特別支援教育資料〈平成29年度〉,2018.）

子育てを支援している地域の社会資源を活用する

地域子育て支援拠点事業：地域子ども・子育て支援事業との連携

- 近年,地域の親同士,子ども同士の触れ合いの機会は少なく,また,親子が自由に出入りする場も少なくなってきている.
- 子育てをめぐっては,貧困,児童虐待,ひとり親,在留外国人,障がい児の療育支援などさまざまな課題を抱えている.そこで,地域子育て支援拠点事業は,子育ての多様性を視野に入れて各関係機関や関係者と連携や調整を図りながら対応することが求められている.
- したがって,地域子育て支援拠点事業は親子を温かく見守ることができ,子

育ち・親育ちとして大切な場となるように，事業内容は下記の4点の場を考慮しながら実施している．

▶ 子育て親子の交流する場

▶ 子育てに関する相談・助言の場

▶ 地域の子育て関連情報提供の場

▶ 子育てに関する講習の場

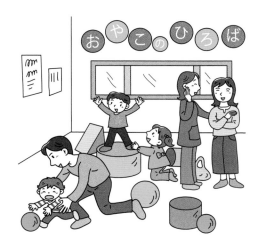

- 地域子育て支援拠点事業は2013年度から，従来の「ひろば型」「センター型」を「一般型」とし，「一般型」にプラスして「利用者支援」と「地域支援」を併せながら「機能強化型」を新設し，一層，事業内容の強化を図っている（❸）．

❸ 地域子育て支援拠点事業の再編

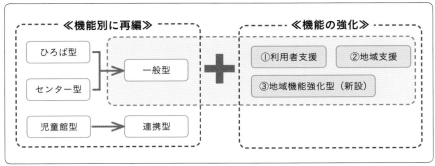

(厚生労働省. 地域子育て支援拠点事業. 2013.)

- 地域子育て支援拠点事業の実施か所数は，2007年度に4409か所であったが2018年度には，7431か所となり11年間の間に約1.7倍の増加となった．
- 地域子育て支援拠点事業は，子育て家族の身近な場所で展開されている（❹）．

利用者支援・地域支援をプラスした地域機能強化型とは

①利用者支援
　子育て家庭の相談，助言・ネットワークの構築など 2015 年から利用者支援事業に「母子保健型」を新設し，妊娠期から子育て期にわたるさまざまなニーズに総合的に対応する．利用者支援事業（母子保健型）は, 別名「子育て世代包括支援センター」となる．

②地域支援
　世代間交流や訪問支援，地域ボランティアとの協働．

③地域機能強化型
　地域において子の育ち，親の育ちを支援する地域との協力体制の強化．子育て家庭が子育て支援給付・事業のなかから適切な選択ができるように情報提供をする．

▶ **子育て世代包括支援センター**
（参照：第 2 章 2-5 虐待対応の基本的な視点 p.132）

❹ 地域子育て支援拠点事業の実施場所

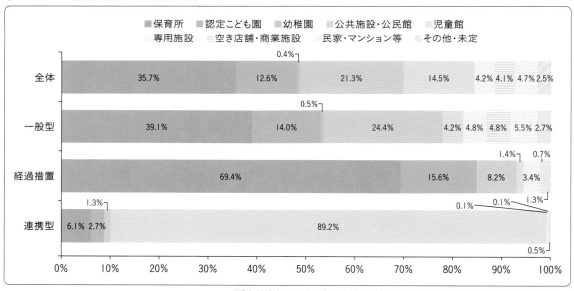

■保育所　■認定こども園　■幼稚園　■公共施設・公民館　■児童館
▦専用施設　▨空き店舗・商業施設　▧民家・マンション等　▨その他・未定

全体	35.7%	12.6%	21.3%	14.5%	0.4%	4.2%	4.1%	4.7%	2.5%
一般型	39.1%	14.0%	24.4%	0.5%	4.2%	4.8%	4.8%	5.5%	2.7%
経過措置	69.4%			15.6%	8.2%	3.4%	1.4%		0.7%
連携型	6.1% 2.7%	1.3%	89.2%		0.1%	0.1%	1.3%		0.5%

（厚生労働省．地域子育て支援拠点事業実施状況〈平成 30 年度実施状況〉．2019.）

ファシリテーター

話しを広めたり，進めたりメンバーとメンバーをつないだりする役のこと．

子育て支援センター（2013 年から一般型に再編）

- 子育て支援センターは，親子が集まる交流の機会となり，また地域の育児情報の提供の場となっている．ここで働く保育士はファシリテーターの役を担い親同士のつながりを支援している．

親子が集まる場での保育士の配慮点

①環境を設定する
- 感染症や事故予防に配慮した場（感染症予防，窓からの転落，誤嚥しやすいおもちゃなど）

②関係をつくる
- 親しみやすい雰囲気（子どもの遊び場でもあり大人の息抜きの場ともなれるような温かい雰囲気）
- 公平な雰囲気（特定の人ばかりに声がけせず，全体に声をかける）
- 親と子の関係を支援する
- 対等な関係をもつ（指導的，威圧的・否定的な態度は慎む）
- 仲間づくりを促す（初めての参加者に声をかけ，他の親に紹介する）
- 死角をつくらない（全体が把握しやすい環境に気を配る）

③親たちが抱えているニーズを把握する
- 「夜泣きがひどい」「トイレットトレーニング」「断乳」などの課題がでたら，他の親たちに「みんなはどうしてる」と聞くことで課題を抱えている親は自分だけの問題ではないと励みになる．
- 多様性を理解する（どんな親も自分なりの人生を生きている）
- 寛容な雰囲気をつくり，共感的な対応に心がける

ファシリテーターとしての保育士の配慮点

▶ 進行役に徹する（たとえば，意見を言ったりしない）
▶ 意見が出やすい雰囲気に心がける
▶ 全員の参加を促す
▶ 親同士の橋渡しで側面的な支援にとどめる

子育てサロン

- 子育てサロンは，子育ての当事者が主になって運営しており，やり方はそれぞれであるが，気軽に出入りができ，親たちの興味や関心に基づいた活動をしている．場所も学校の空き教室や地区会館など自治体などによってさまざまである．

児童館

- 児童に健全な遊びを与えその健康を増進し，または情操をゆたかにすることを目的とする児童福祉施設で，対象児は0〜18歳未満ですべての子どもに開かれた安心できる居場所である．
- 内容は，遊びを通じての集団的・個別的指導や母親クラブなどの地域組織活

動の育成，放課後児童の育成・指導・子育て家庭への相談などで長期休暇以外は，午前中は，就学前の地域の子育て家庭が利用しやすい環境である．児童館は，全国で4541か所と児童福祉施設のなかで保育所に次いで多い施設である（厚生労働省，2018）．

厚生労働省．社会福祉施設等調査．2018．

話し合ってみよう！

下記の①〜③の状態ではどんな支援が考えられるか，グループで話し合ってみよう！

① 子どもを連れて遊びに行ける場所は？

② 親が病気になって子どもの世話ができないとき

③ 親が幼稚園や保育所に送迎できないとき

フォーマルやインフォマール資源の活用

◉引用・参考文献

- 笠師千恵・小橋明子『相談援助 保育相談支援』中山書店．2014．
- 小橋明子監修．小橋拓真編著．小山内あかね，竹野内ゆかり著『障がい児保育』中山書店．2019．
- 文部科学省．特別支援教育資料（平成29年度）．2018．
- 厚生労働省．地域子育て支援拠点事業．2013．https://www.mhlw.go.jp/bunya/kodomo/dl/kosodate_sien.pdf
- 厚生労働省．地域子育て支援拠点事業実施状況（平成30年度実施状況）．2019．https://www.mhlw.go.jp/content/000519569.pdf
- 厚生労働省．社会福祉施設等調査．2018．
- 内閣府．学校教育法等の一部を改正する法律（平成18年法律第80号）の概要．https://www8.cao.go.jp/shougai/kyougi/shiryo/shiryo6.html

学生にお勧めの本

・子育て支援者コンピテンシー研究会．編集：高山静子『育つ・つながる子育て支援』チャイルド本社．2009．

親子の交流・情報提供・相談支援の場に携わるときの保育士の役割や配慮点についてイラスト入りでわかりやすく掲載されており，子育て支援センターや保育所等で働く保育者にお勧めする一冊である．

第 **2** 章

保育士の行う
子育て支援とその実際

- 本章では，第 1 章で学んだ，保護者に対する子育て支援の技術や考えかたをもとに，実践的な子育て支援を学習していこう．

- 第 2 章では，特別な配慮を要する子どもたちの支援を中心に学んでいく．特別な配慮を要する子どもたちとは，障がいをもった子どもはもちろん，ひとり親であったり，日本に住んでいる外国人の家庭など，多岐にわたっている．近年問題になっている「発達障がい」についても学ぶ．

- 子育てにおいて，近年問題になっているのが「児童虐待」である．大きな社会問題となり，マスコミなどでもさかんに報道があるにもかかわらず，児童虐待の件数は増加傾向にある．本章では，保育士が児童虐待にかかわるとき，どのように対処していったらよいのか，具体的に学んでいく．また，「要保護児童家庭」という言葉の意味についても学んでおこう．

2-1 | 子育て支援における保育者の役割

📖 学習のねらい

1. 親の背景を理解し，子育て支援の保育者の役割について学ぶ．
2. 親の多様なニーズについて考える．
3. 保育士の専門性とはどのようなことか考える．

保育者としての役割

親の背景を理解する（あたたかく迎え入れる）

• 「育てる者になる」ということは，子どもを育てる過程で自分も成長するのである．したがって，子どもを生んだからといって親（育てる者）になるわけではなく，子どもが1歳であれば，親も親1歳である．

• 近年の親は，親としての責任や自覚をもつための準備が不十分のまま親になってしまっている状況がある．さらに，親族や地域から育児文化の伝承も受ける機会が少なく，周囲から育児サポートの手助けは期待できない状況で育児をしているので，赤ちゃんが泣くと「何で泣いているのかわからない」「声かけの仕方や遊ばせ方がわからない」と必要以上に不安や負担感を抱くことになる．

• 従来の拡大家族の育児は，赤ちゃんが泣くと祖父母や近隣が「眠たくって泣いているんだ」「抱っこしてほしいのではないか」など一緒に考えてくれたり，手を貸してくれたりするなかで親は育児方法を学ぶことができた．

• 育児は決して親のみではなく，親族や近隣の助けが大切である．しかし，近年は核家族が一般的となり，祖父母などからの支援が受けにくくなっている．併せて地域共同体の機能が弱体化し，育児の社会的孤立の問題が指摘されている．

• 育児は親が体調を崩しても，また，用事ができたときも休むわけにはいかない．しかし，安心して育児を代替できる体制があると親も安心してゆとりをもつことができ，必要以上に悩むこともない．ときに，親自身も自分のやりたいことをして，満足を得て気持ちを安定させることが，子育てには大切であることを保育者は理解することが重要である．

• その意味で，ますます，子育てにおける保育所の果たす役割は大きく，親が自信をもって育児ができるように保育士に子育て支援の期待が求められている．

保護者との相互理解と連携

- 保護者との良い関係を築くためには，まず，自分の意見を述べるよりじっくり相手の話を聴くことが基本となる．
- 保護者との相互理解は，送迎時の対話，保育参観や遠足・運動会などの行事や個別懇談・保護者会がある．子どもの成長の喜びを親に伝えることは保育者からの肯定的メッセージである．
- 子どもは家庭生活と保育所生活の二重生活を余儀なくされることから，生活の連続性を確保する．そのために保育士と保護者の相互理解と連携は不可欠である．

親同士のつながりを支援する

- 保育所の保護者会などで保育士は保護者のなかから出た気づきや課題を引き出し，情報が共有できるようにファシリテーターの役を果たすように努める．保護者同士の交流を通して人間関係が広がることは，養育能力の向上を図り，また，そこから子育ての支え合いの輪が広がる契機となる．

▶ **保育士と保護者の相互理解**
（参照：第1章 1-1 ④ 保護者との相互理解と信頼関係の形成 p.23）

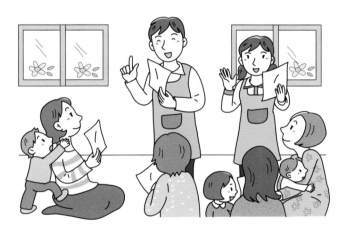

【例：初めての保護者会の進行】
・自己紹介（子どもの名前と年齢，親の名前）
・みんなに聞きたいこと（不安に思っていることなど）
・子どもの良いところを紹介など（親はとかく子どもの悪い部分ばかり見てしまいがちとなる）

親の多様な保育ニーズに応える

- 親の働き方が多様化するなかで，延長保育や病児保育，一時預かり，夜間保育，外国籍家庭への支援といった，多様な保育ニーズが高まっている．

▶ **親の多様な保育ニーズ**（参照：第1章 1-1 ⑤ 多様な家族形態と支援ニーズへの気づき p.29）

延長保育

- 共働きの家庭が増えている昨今，延長保育の需要が高まり，対応する保育所が増えてきている．延長保育とは，仕事の事情などでやむをえず規定の保育時間を超えてしまう場合に，時間を延長して子どもを預けられる制度である．通常の保育料とは別に料金が発生し，月極めと日割り（スポット利用）の2パターンから選べるところがほとんどである．利用料金など細かい取り決めは各保育所などによっても異なるため事前に確認する必要がある．

- 延長保育に当たる保育士は，子どもの発達の状況，健康状態，生活リズムや情緒の安定に配慮して保育する．また，日中の職員との引継ぎは漏れのないようにし，通常とは異なる時間を子どもが安心して豊かな時間を過ごすように配慮する．

 病児保育（参照：第2章2-3 障がいを抱えた子どもと家族への支援 p.102）

病児保育

- 働く親にとって，仕事は休めない，しかし，子どもが集団保育できる健康状態でない場合に，病児保育を利用することができる．病児保育について内容，場所などを事前に調べておくことは大切である．

事例 子どもが急に発熱したが仕事を休めず病児保育を利用

ある夫婦は，小学校の教員で共働きである．1歳のハルカちゃんは，朝から38度の発熱があり元気がない．夫婦とも仕事が休めず，実家も遠方で近隣とも疎遠であった．以前に子どもが体調を崩し保育所につれていけないときのために，病児保育をリサーチし登録していたのですぐ連絡し預けることができた．

その日，母親は早めに仕事を切り上げ，ハルカちゃんを小児科に連れて行った．

一時預かり

- 急な用事が入って子どもの世話ができない場合や，また，親が子育てに疲れてリフレッシュしたいときにも利用することができる．基本的に預ける子どもの年齢は就学前であるが，対象年齢や料金は各自治体によって違うので居住地の自治体で確認する．

夜間保育

- 通常の認可保育所の開所時間は，概ね午前7時〜午後6時と定められているのに対し，夜間保育所の開所時間は概ね午前11時〜午後10時とされている．保育所で夕食をとり入浴を終えて午後9時には就眠し午後10時に保護者が迎える．

Topics

保育所に「ほっこりタイム」を開設して

　育児不安，児童虐待の増加による社会的課題に取り組むために私たちに何が求められるだろうか，と札幌時計台雲母保育園の岡田園長と話す機会がありました．岡田園長は，「仕事と育児で疲れた母親にほっこりできる時間が必要なのです」と，優しく微笑み，親も子どもと同じく育つ時間が必要であり，本音で話せる「場」を保育室の一角に設けています，と話した．また，ほっこりできる内容のお便りを発行しており，保護者に喜ばれている一部を紹介します．

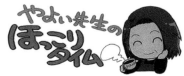

やよい先生の **ほっこりタイム**

H30 年度5月号
札幌時計台雲母保育園
岡田 弥生

　札幌大通公園も春の装いとなり、ライラックの木にも若葉が芽吹いています。爽やかな季節の到来です。
　新年度が始まり、間もなく一か月が経とうとしています。初めて入園した、声が枯れそうなくらい泣いていた子どもたちも、今では職員の顔を覚えて後追いをしております。気が付くと、泣き声はとても少なくなり笑い声に変わってきました。時間というものは、偉大ですね！毎日毎日の積み重ねが、安心という笑顔で子どもたちと関わりを持つことが出来て職員一同大喜びです。ほっこりタイムも 3 年目となりました。保護者の方が少しでもほっこりしていただけるような内容で子育ての応援させていただきます。
　今年度も引きつづきほっこりタイムをよろしくお願いいたします。

保育園で過ごす大切なこと

　初めての保育園で不安なこと、心配なこと悩みはつきませんね。保育園は、朝からお帰りまで長時間保育士や、友だちと過ごします。遊び、食事、睡眠、排泄と子どもたちにとって生活そのものが保育園なのかもしれません。
　その中で、子どもたちは、唯一家庭では経験できないことが友だち関係なのです。今後、人間関係の基礎や土台となると言っても過言ではありません。友だち関係を通して学ぶことが沢山あります。
　友だちがいたから優しさに気づき、勇気をもらってチャレンジしてみたり、ケンカをしたから許すことが出来たり、順番やあそびのルールを知って遊び方を学び、お友だちと一緒だから楽しさを知る。子どもたちが経験する一つひとつの全てが力に変わるのです。涙の数だけ強くなる！笑顔の数だけ大きくなる！保護者の皆さまには心の成長を是非、応援していただきたいと思います。

今月のQ&Aコーナー

　Q：家庭と仕事の両立でくたくたになってしまいしそうです。家事もままならずこのままでは、良いお母さんになれそうにありません。忙しくて涙が溢れてしまいます。

　A：そもそも育児は簡単でも楽でもありません。子どもは、楽をして育てるものではないのです。けれども一人で頑張るものではありません。時間が無ければ時には、お惣菜でもいいのですよ。お子さんと一緒に「コロッケ美味しいね！」と食べてあげるだけでも良いお母さんです。涙はもう無理！限界ですよ！の心サインです。「後で片付けようっと」その位の余裕は必要ですよ。

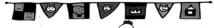

弥生先生の育児日記(むかし昔の育児話)No.1

　今から 20 年前のお話です。当時は 0 歳児クラスの担当をしていました。3 月の卒園式の日が産休に入る日と重なり子どもたちと一緒に私は退職の運びとなりました。間もなく、出産（2430ｇ）と小さな女の子でした。
　退院前の乳児検診で何度も何度も補聴器を胸に当てる先生を見て、明日から我が家で子育てが始まるという希望が一瞬で消えてしまいました。娘に心臓から雑音が聞こえたのです。「お母さん、落ち着いて」と言われながら涙が止まらなかったことを今でも思い出します。親になった瞬間この子の為なら私の心臓を今すぐ差し出したい気持ちでいっぱいでした。母親になるということは、この子のすべてを受け入れると決意した日でした。　　つづく

虐待を発見した保育士が通告について
主任保育士に相談

　ある日，担当保育士はトシヤくん(5歳男児)のお尻と肩に野球バットで殴られたようなあざを見つけた．トシヤくんはいつも給食をむさぼるように食べ，他児に対し，ちょっとしたことで殴るなど攻撃的であった．父親は大学の教員で母親は，ピアノ教師で，両親ともに無口で送迎時はあいさつ程度で保育士とはほとんど話すことはなかった．担当保育士がトシヤくんの肩とお尻のあざについて母親に確認すると「階段で転んだようだ」と言って下を向いたまま足早に玄関を出た．

　担当保育士は，主任保育士にトシヤくんのあざのことについて相談すると「私たちには守秘義務があるから通告はしなくていい」と言われた．

 考えてみよう
守秘義務のためにこのまま黙っていたらどうなるだろうか？
(p.130 参照)

【参考】
厚生労働省編『保育所保育指針解説（平成30年3月）』フレーベル館．2018．p.337.

子どもの最善の利益

網野の定義は「子どもの生存，発達を最大限の範囲において確保するために必要なニーズが最優先されて充足されること」とある．
どの子も自分らしく生きる力を育てることが大切となる．
網野武博『児童福祉学—「子ども主体」への学際的アプローチ』中央法規出版．2002.

児童福祉法 第25条

第1項「要保護児童を発見した者は，（中略）福祉事務所若しくは児童相談所に通告しなければならない．」第2項「刑法の秘密漏示罪の規定その他の守秘義務に関する法律の規定は，前項の規定による通告をすることを妨げるものと解釈してはならない」

児童虐待防止法 第6条

第1項「児童虐待を受けたと思われる児童を発見した者は，（中略）福祉事務所若しくは児童相談所に通告しなければならない」

不適切な養育が疑われる場合

- 保育所保育指針解説に「不適切な養育等が疑われる場合には，市町村や関係機関と連携し，（中略）適切な対応を図ること」と記されている(厚生労働省，保育所保育指針解説，2018)．
- 「子どもの最善の利益」に反することの例として，虐待などを受けている場合は，児童福祉法(第25条)および児童虐待防止法(第6条)に通告の義務が明示されている．
- 通告については，児童福祉法(第25条)において，「刑法の秘密漏示罪の規定その他の守秘義務に関する法律の規定は，前項の規定による通告をすることを妨げるものと解釈してはならない」とある．
- 事例のように，虐待の疑いをもった保育士が保護者に確認をとっても明確な回答が戻ってこない場合や，話しのつじつまがあわないことがある．また，親の職業(人を教える立場)や人柄(話しかけにくい)によって，保育士は「あの両親に限ってそんなことはない」などと否認したくなることがある．しかし，保育士は，全国保育士倫理綱領にあるように「子どもの最善の利益の尊重」の立場に立つ専門職として，同僚や上司と相談し情報を収集し職場内で課題を共有し，福祉事務所や児童相談所へ通告する義務がある．
- **否認したい気持ちはだれでももちやすいが，子どもの視点で判断する．**

- 否認を解くには次の①～③について意識しチームで対応する.
  - ①虐待について学習すること
  - ②虐待かどうか見分ける目を研ぎ澄ますこと（広い視点で情報を共有する）.
  - ③関心をもってかかわる（経過を職員同士で共有しわずかな変化に気づく）

▶ 虐待の疑いを発見した場合
（参照：第2章 2-5 虐待対応の基本的視点 p.130）

3歳未満児の保育は養護と教育の一体化を意識する

- 3歳未満児は特に養護と教育を一体化して行うことが，保育指針解説第2章の養護の理念に「生命の維持」と「情緒の安定」が求められている（厚生労働省，保育所保育指針解説，2018）（❶）．これは基本的信頼関係を形成するうえで重要である.

【参考】
厚生労働省編『保育所保育指針解説（平成30年3月）』フレーベル館．2018．p.86.

❶ 保育の養護と教育の一体化

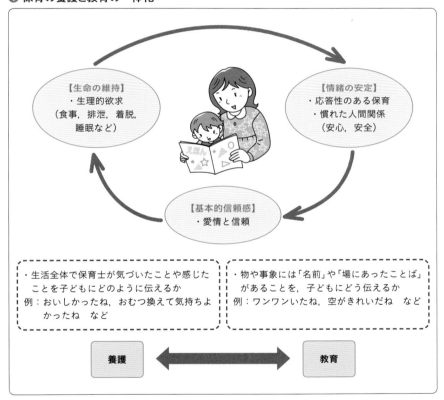

保育士の専門性とは

- 保育士の専門性とは以下のようなことをさしている.
- 子どもの発達過程の知識を基に,個々の発達の違いを考慮に入れながら,子どもの育ちを見通し,発達を援助する技術がある.
- 子どもの興味・関心を踏まえて,心情・意欲・態度に働きかけ豊かに遊びを展開していく知識や技術がある.
- 子どものやる気を引き出し,自ら生活していく力がつくよう生活習慣(食事・睡眠・排泄・着脱など)を身につける生活援助の技術がある.
- 子どもや保護者に寄り添い,ことばや表情・態度などから適宜必要な仲介援助をする技術がある.
- 環境(物的・人的・自然)に働きかけたり,また,環境を生かしたりしながら環境構成の技術がある.
- 保育所と家庭の連携をとりながら,子どもの生活の継続性を図っていく連携技術がある.
- 子ども同士のかかわり,子どもと保護者のかかわり,保護者同士の仲間づくりなど,その都度,適切な関係を調整していく知識や技術がある.

❷ **親子がさまざまな人に囲まれ自然に育つ環境**

【親が成長できる】
- 子どもの発達などの相談が気軽にできる体制
- 他の親子と触れ合うなかで子育ての力をつける
- 親がゆとりをもって楽しんで育児ができる機会がもてる

【人との関係が広がる】
- 親同士の触れ合い
- 育児情報を知る機会となる
- 親同士の仲間づくり
- 親と子の関係を支援する
- 地域の関係機関との連携

【子どもが健やかに育つ】
- 子ども同士のかかわりあい
- 自然(水,土など)のなかで主体的に遊べる環境
- 異年齢が集まる場は,年長児は年少児に対する思いやりが育ち,年少児は年長児をあこがれのモデルとする

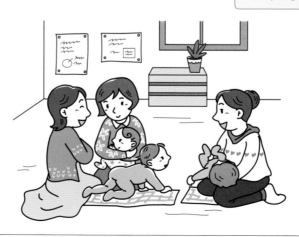

- 保護者の育児に対し，支持・承認，情報提供，相談・助言など対人援助の知識や技術がある．
- 子どもと保護者や地域にかかわる関係機関（者）と連携・調整を図るネットワーク構築技術がある．
- 保育士の行う子育て支援は，保育士のもっている専門性を生かして，みんな（家族，地域，社会）で，一緒に子育てできる環境（物的・人的・自然）をつくることが大きな特性といえる（❷）．
- 以上の知識や技術は保育士の専門性として重要であるが，対人援助職における専門職が順守すべき行動規範や義務，態度は「倫理観」に裏づけられる．さらに，日々の保育の実践から常に自己を省察し，よりよい保育の質を高める努力は欠かせない．

事例

保育士は私的な時間も利用者のプライバシーに配慮する

　A保育士は仕事が終わって帰りのバスの車中でB保育士に今日起こったユズルくんとケンタくんの噛みつき事件について話をした．A保育士は「ケンタくんの母親は，最近，離婚してあまり子どもにかかわっていないみたいで子どもも欲求不満があったんじゃないのだろうか…」など勝手な推測まで入れながら話した．この話は，ちょうどバスの後列に座っていたケンタくんの母親の耳に入った．翌日，母親は園長に，泣いて2人の保育士のことを訴えた．

- 保育士は保護者や子どものプライバシー情報の保護や知りえた事柄の秘密保持は順守しなければならない（児童福祉法）．

児童福祉法 第18条の22

「保育士は，正当な理由がなく，その業務に関して知り得た人の秘密を漏らしてはならない．保育士でなくなった後においても，同様とする」

◉ 引用・参考文献
- 網野武博『児童福祉学―「子ども主体」への学際的アプローチ』中央法規出版．2002.
- 厚生労働省編『保育所保育指針解説（平成30年3月）』フレーベル館．2018．p.86, 337.
- 原田正文『子育ての変貌と次世代育成支援―兵庫レポートにみる子育て現場と子ども虐待予防』名古屋大学出版会．2006.
- 厚生労働省．社会福祉施設等調査．2018.
- 厚生労働省．地域子育て支援拠点事業．2013. https://www.mhlw.go.jp/bunya/kodomo/dl/kosodate_sien.pdf
- 社会福祉法人日本保育協会監修『現場に活かす 保育所保育指針実践ガイドブック』中央法規出版．2018.

学習のねらい

1. 地域子育て支援とは何かについて考える. また, その支援時の心構えについて学ぶ.
2. 子育て支援のネットワークの構築に向けて具体例を通して考える.

保育所が行う子育て支援を地域へ

- 保育士が行う子育て支援は, その多くが保育所で実施される. 近年では, 自治体が運営や委託する「子育て支援拠点」や「子育て支援センター」で, 親子で遊んだり, 保育士がかかわるタイプの施設も増えている. また, 私立の保育所でも園庭開放や就園していない3歳未満児を対象とするクラスを設けているところもある.

- 従来は, 保育士が保育所でかかわる子育て支援が中心であった. しかし, 保育所保育指針ではこれをもう一歩広げて, 保育士が地域へでていくアウトリーチや, 地域の住民や大学などが連携して行う子育て支援が求められている.

- 新しい地域には, 子育て経験のある住民や, 元保育士などの潜在的な子育て支援者がいる. また, 保育士を志望する若者や保育学科の学生など, 多様な人材が連携して, 子ども, 親, 支援者の三者にとっていい子育て支援の場を作ることが可能である.

- 本節では, いしかり市における先駆的な事例を参考にしながら地域における子育てネットワークのあり方を考えたい.

親同士のつながりを支援する

- 地域子育て支援は, 子どもの育ちを中心におく「保育」とは, ねらいや支援展開が少し異なる. 地域支援活動は, 子どもを囲んで親同士, あるいは親と支援者が話をしながら, 子育ての喜びや苦労を分かち合うなかで, 一人の大人としての親の時間を保障することが大切である. 子どもの遊びと安全を保証しながら, 大人としての時間を保障するとともに, 親同士のつながりを支援することは簡単なようにみえて, 支援者の力量が問われる.

Topics

親同士のコミュニケーションを促す際の支援者の心構え

　親と支援者のつながりをつくるためには，初めて参加する親子に対して支援者が適切な声がけをし，その「場」の目的や約束ごとについて話をすることから始まる（その際にお説教的にならないように心がけることが信頼関係をつくるうえで重要である）．

　「場」のルールには，プライバシーに関すること，貴重品の管理や飲食，おむつ替えやゴミの処理など具体的なことのほかに，近年ではスマホ利用などの問題がある．

　たとえば，写真を撮影して他の親子が写り込み，それを SNS にアップしてしまうなど，何気ない行為のなかにプライバシーなどの問題が潜んでいる．しかし，あまりルールを厳格にすると「場」の雰囲気が息苦しくなってしまうので，まずは常識的な規範が守られるように配慮したい．

　親同士が，自然に会話ができるように支援者は機会を図りながら，お互いを紹介することを心がけたい．子どもの月齢が近い，住まいが近い，好きな遊びが同じなどを話題にして，自然に共通の話題をつくる．親同士も自然に話をはじめ，次第に仲良くなっていくことが望ましい．

　活動は，ノンプログラムで親子の「場」への出入りは開設時間内であれば自由である．支援者は全体のなかでもポツンと離れている親子には意識的に話しかけていくことが大切である．

　子どもが使ったおもちゃの片付け，敷物，食事用テーブルなどの清掃は支援者と余力のある親が一緒に行うことで，親にも参加の主体者であることを意識してもらう（親自身も自信がついて新しい親に自ら声をかけるようになる）．

　また，親同士が仲良くなることは好ましいが，ときには親分タイプのリーダーに周囲が従うようなグループになることがある．一方で，親同士の関係がつくりづらいタイプの親もいる．そのようなときには支援者がさりげなく親の輪のなかに入り，声がけをしたい．親子で孤立をしてはせっかく「場」にきた意味が半減してしまう．

　子どもをめぐる人と人とのつながりをつくり出すことができれば，遊具やプログラムなどはその背景（小道具のようなもの）に過ぎない．人が自由に出入りし，ゆるやかに結び合える「場」をつくる支援者でありたい．

Topics

ママたちのしゃべりば

　筆者がかかわる子育て支援では，身近なテーマを決めて「しゃべりば」（車座で自由に話す場）を不定期に行っている．たとえば「うちのパパのじまんとふまん」「サンタさんどうしてる？」など，ゆるやかなテーマを決め，強制することなく楽しんで話す雰囲気をつくる．「今一番したいこと」というテーマで話した際，0歳と1歳の年子の子どもをもつ母親が「肩までお風呂につかりたい」と言ったときには「あぁ～」「わかるわかる」などの同調する声がわきおこった．

　とてもささやかな話ではあるが，なかなか人に話す機会のない子育て中のつぶやきは，聞いてもらうだけでもうれしいし，共感することでそれぞれに力がわくものである．

　話をするだけではなく，年に1，2回は親が製作をする時間を設けている．七夕の短冊，毛糸を巻き付けボタンを飾るクリスマスのとんがり帽子，手づくりキャンドルなど，簡単なものではあるが親たちにとって，子どもと少しだけ離れて無心になることができる時間は貴重である．子どもではなく，親が主役になる時間がときにはあっていい．

　しかし，毎回のようにプログラムや発表を用意すると，支援者はプログラムの成功に意識が向いてしまい，マンツーマンの話をする余裕がなくなる．また，親には「言ったら，何かしてもらえる」という待ちの姿勢の「お客さん」にしてはならない（西川，2017）．このようなことも考え併せて，適度な親プログラムの実施を親同士のつながりへと発展させる例として参考にしてほしい．

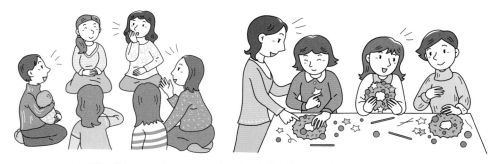

西川正『あそびの生まれる場所―「お客様時代」の公共マネジメント』ころから，2017.

地域子育て支援の意義

- 参加した親子が一緒に帰ったり，誰かの家に遊びに行くなどの関係ができた．こうしたきっかけをつくるのが子育て支援の「場」である．
- 地域子育て支援は，かつての「井戸端」のような人が自然に集まって話をするゆるやかな「場」をつくり出す可能性をもっている．

- ときには親が支援者に子どものことで相談をすることがある．支援者にわからないことがあれば，保健所や病院，児童相談所など適切な支援につなぐことが望ましい．

事例：いしかり市の「子育てネット会議」

- 地方自治体（市町村）には，子育て支援課あるいは子育て支援の担当課がある．担当課が事務局となり，子育て支援拠点センター，NPO 子育て支援や任意団体，企業，さらに大学の保育学科が連携したネットワークがいしかり市の子育てネット会議である．
- いしかり市の子育てネット会議は 2000 年代に「地域の子育て関係の団体がつながり，一団体ではできないことをしよう」という目的で発足した（❶）．各団体から 1，2 名が年に 3，4 回会議をして，その年度の活動方針や計画について話し合う．
- イベント活動だけではなく，情報交換も重要な目的の一つである．

地域の子育てネットワークの連携からみえてきたもの

- 一団体では網羅しきれない大きなテーマを掲げて子育て支援を広げていくことで，地域コミュニティの子育て力は高まっていくことにつながる．家族や親族，近隣との付き合いが少なくなるなかで，「子育てでつながる新しい縁」によって子育て力を再構築し，高めていく希望がみえた．
- 人口は約 6 万人の都市であり，キーパーソンの顔がみえる，ほどよい規模であったことが子育てネット会議の活動を可能にした．もちろん市の子育て支援課が事務局を担当し，予算をつけてくれたことも大きい．
- 市の担当者が子育て支援拠点だけに限らず，NPO や任意団体や企業（生協，玩具店など），そして市内の大学と子育てにかかわる多様な団体に声をかけ活動をするなかで徐々に信頼関係がつくられていった（❷）．

地域の子育てネットワークの波及効果

- 支援者のなかには「ペットボトルピザってどうやるの？」と聞いたり教えたりしあう関係が生まれ，大学から学生がボランティア参加するなどさまざまな相互交流ができた．
- 支援者はともすると「私一人で何ができるのだろう」というような支援者の孤独に陥ることがあるが，地域に志を同じくする仲間が多くいることで，サポートもしあえて心の支えになった．
- 当大学は保育学科を有する 4 年生大学があり，カリキュラムに「子育て支援理論」および「子育て支援演習」が存在する．演習の一環として学生が子育てネット会議の行事に企画・参加をした．
- ある年は大学の公開講座で子育てネットメンバーの方を招きシンポジウム

❶ 子育てネット会議の活動の例

テーマ	活動内容
DVD の作成 （市内の子育て支援の紹介）	市内の子育て支援拠点やネット会議にかかわる団体の活動を，業者に委託し製作した．各団体の紹介や参加者の声なども盛り込み，保健所の健診の待ち時間で映像と説明を流し，市内の子育て支援への参加をいざなう．
子育てメッセ	毎年秋に行う子ども・子育て支援に関する情報発信とお祭りを兼ねたイベントである．その年のテーマに合わせて講演を企画して講師を招き，市民に公開する．赤ちゃんのハイハイ競争や，展示，発表などを行う．近隣他市からも参加があり好評だった．
雪遊び	市役所の裏の空き地でそりレース，雪の中の宝さがしなどのイベントを行う．また，雪像づくりや雪中焼き芋や焼きマシュマロをつくり，終了後にみんなで暖をとる．父親の参加も多かった．
イクメンプロジェクト	各団体がテーマにそったイベントなどを実施した．たとえば，「パパとピザづくり」，「パパとカプラ」，「パパと焼き芋会」などである．
共通のリーフレット作成	共通の子育て支援のリーフレットを作成し市内各所に配布した．

- 活動の波及効果：ネット会議予算で購入した物品の共有（流しそうめんの竹，ピザ窯ほか）．一団体では購入保管できないものを共同で保管し利用できるようにしている．
- ある年の子育てメッセには，Fathering Japan の代表に講演をお願いした．最後に年間報告書と啓発冊子を作製配布した．イベントに参加した父親は多くはなかったが，どのように父親に呼びかけ，どのように共同していくのかを考える契機となった．市内の父親への子育て支援の機運がアップしたと考えていいだろう．

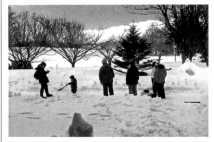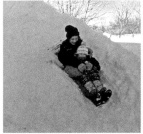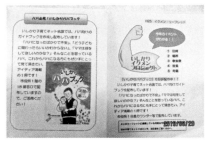

雪遊び　　　　　　　　　　　　　　イクメンプロジェクト

「いしかり市の子育て支援ネットワーク」を行った．これには企画からシンポジストまで学生がかかわった．大学がもつ資源と地域の資源とが相互に交流し確かめあうことができたことは学生にとって，より学習を深めることができ，また，卒業後も現場に生かすことができる．

- ネットワーク化をすることによって，地域の子育て支援にかかわる人々の交流が促され，支援者が力をつけ，地域全体の子育て力を高めていく．

❷ いしかり市における「子育てネット会議」

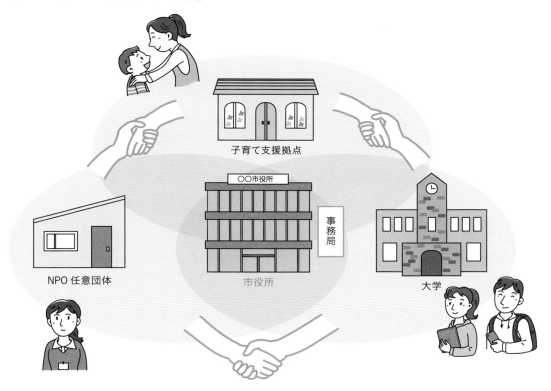

- 地域子育て支援は，子育て支援拠点センターや子育てひろばなどの「施設」を示すことばではなく，そこで行われる「プログラム」を指すことばでもない．地域子育て支援の理念は「社会で子どもを育てる」ことであり，そのために地域の人と人とを結びつける，結び合うしかけをつくることが肝心である．
- したがって，子育て支援にかかわる保育士，支援者は，施設のなかの活動だけではなく，地域コミュニティ，さらには社会全体の子育てについて考える広い視点をもちたい．

◉ **引用・参考文献**
• 西川 正『あそびの生まれる場所——「お客様時代」の公共マネジメント』ころから. 2017.

2-3 障がいを抱えた子どもと家族への支援

📖 学習のねらい

1. インクルージョンとはどのような保育かを学ぶ.
2. 障がいのある子どもを育てる保護者の心理を理解する.
3. 障がいのあるきょうだいの支援について考える.
4. 医療的ケア児や病児の保育について理解する.

厚生労働省社会・援護局障害保健福祉部. 平成28年生活のしづらさなどに関する調査（全国在宅障害児・者等実態調査）結果. 2018.

日本保育協会. 保育所における障害児やいわゆる「気になる子」等の受入れ実態, 障害児保育等のその支援の内容, 居宅訪問型保育の利用実態に関する調査研究報告書. 2016. p.13, 38.

植田紀美子ら. 障害児の育ちにおける保育所の役割：「インタビュー調査法による検討」小児保健研究. 2016：75 (3). 398-405.

▶ 障がい児の入所数の増加（参照：第1章1-1 1 保育所における子育て支援とは p.8）

- 「障害者基本法」（昭和54年法律第84号）によると, 障がいは身体障がい, 知的障がい, 精神障がいに分類される. 身体障がいは,「身体障害者福祉法」（昭和24年法律第283号）によって, ①視覚障がい, ②聴覚または平衡機能障がい, ③音声言語機能またはそしゃく機能障がい, ④肢体障がい, ⑤内部障がいの5つに分類される. 2016年の調査（厚生労働省, 2018）によると, 0歳〜9歳までの身体障害者手帳保持は全国に3.1万人, 発達障がいと診断された子どもは10.3万人いる. 2015年に全国の保育所を対象にした調査では（日本保育協会, 2016）, 障がい児を受け入れている園の障がいの内訳は, 35.4%が自閉症で最も多く, 次いで知的障がい(19.8%), AD/HD(14.5%)と続き, 肢体不自由児は7.6%となっている.
- 「発達障害者支援法」は, 障がいへの理解や発達障がいの早期発見, 専門機関との連携, 発達障がいと家族への支援を目的とし, 2005（平成17）年に施行され, 現在, 発達障害者支援センターは全国に配置された. その後, 障がい児（者）と家族支援の相談体制などの充実と共生社会の実現に向けて「発達障害者支援法」は2016（平成28）年に一部改正があった.
- 2012（平成24）年には,「児童福祉法」の一部が改正され, 児童発達支援センターが地域の保育所などの障がい児に専門的な支援を行う保育所等訪問事業が創設された.
- 2015（平成27）年には,「子ども・子育て新支援制度」により, 障がい児支援の重要性が指摘され, 保育所における障がい児保育の質の保障や体制の整備などが重要視されている（植田ら, 2016）.
- 保育所保育においても, 年々障がい児の入所が増えており, 一般児とともに育ち合っている.
- 障がい児（者）の人格と個性を尊重しながら共生していく社会の実現は, 乳幼児期の小さな子ども集団から始まっている（植田ら, 2016）. その集団に携わる保育士は, 障がい児保育において, どのような社会的使命や役割があるのかを理解するだけではなく, 保育所が社会のどの位置に存在しているかを理解しておくことが大切である(❶).

❶ 発達障がい児への支援施策（発達障害者支援法）～保育士の役割

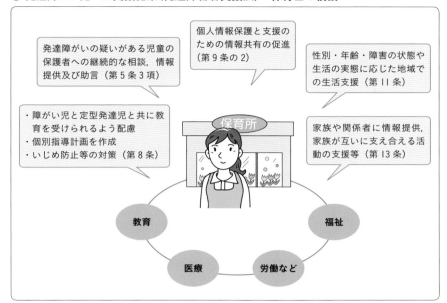

インクルージョン（包括的保育）

- 保育士は，子どもに障がいがあろうとなかろうと，一人ひとりの発達や特性を理解し保育することが大切である．保育するうえで，障がいのある子どもの特性を理解し，特別な発達ニーズや発達課題を的確に把握することが重要である．

- 障がい児が一般児と同じ時間・空間をともに過ごし，多様な感情体験や経験が共有できるインクルージョン（包括的保育）は，同年齢児とだからこそ生まれる人間関係や遊びを通して，豊かな経験や発達につながっていく．

- 四肢や体幹が不自由な肢体不自由児は，食事や歯磨きなどの基本的生活習慣の動作に困難があったり，移動が自由にできないなど，他児と同じ行動をとることが難しい．子どもの視点に立って園の環境を見直し，みんなと一緒に生活していると感じられるよう，自然な対応をとることが大切である（小橋ら，2019）．

- しかし，障がい特性によっては，インクルージョンという，一般児との交流そのものが苦痛となり，不安感を抱いたり，うつ的になるなどの二次的障がいを引き起こしたり，その後の発達に影響を与えることがある．

- そのため，障がいの特性に合わせて整えられた環境のなかで，個別的な保育や訓練が用意されている分離保育のほうが，よりよい発達につながることもある．

- したがって，インクルージョンと分離保育それぞれの特性（メリット・デメリット）を理解し，一人ひとりに合わせた保育を行うことが重要である（❷）．

インクルージョン

ハンディのある子どもがいて当たり前という前提に立って一人ひとりの違いを認め個々のニーズに対応し，一般児と障がい児が「共に育つ」という考え方の保育．

小橋明子監修．小橋拓真編著．小山内あかね・竹野内ゆかり著『障がい児保育』中山書店．2019．p.183．

❷ インテグレーション(統合教育)からインクルージョン(包括的保育)へ

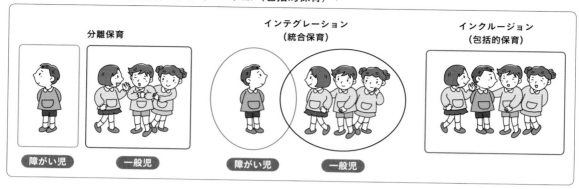

❸ 障がい児保育の基本

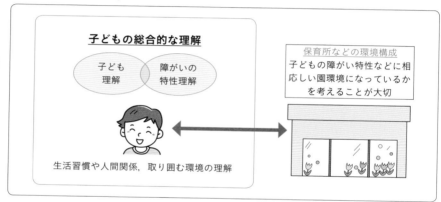

考えてみよう!

分離保育とインクルージョンのメリット・デメリットをそれぞれ考え整理してみよう.

合理的配慮

障がいのある人が日常生活や社会生活を送るうえで妨げとなる社会的障壁を取り除くために,状況に応じて行われる配慮.たとえば筆談や読み上げによる意思の疎通,クールダウンの小部屋の確保などの配慮のこと.

- 障がい児保育は,さまざまな障がいの特性を理解していたとしても,その表出のあり方は一人ひとり異なるため,対応には高い個別性と専門性が求められる(❸).
- 保育士は,常に障がいの専門知識と子どもの個性の理解に努め,保護者と連携しながら合理的配慮を取り入れた環境を構成するスキルが必要である.

障がいを抱えた子どもと家族への支援

保護者の障がい受容や障がいへの価値観を把握する

- わが子に障がいの疑いもしくは診断が出されたとき,その事実をどのように受容していくのだろうか.
- 受容までの時間には個人差があるが,ドローター(Drotar)らは生得的な奇形のある子どもの障がい受容には,「ショック」「否認」「悲しみ・怒り」「適応」「再起」の5つの反応を示していくとした(Drotar, 1975).
- 知的障がいを伴わない発達障がいの受容には,「疑念・混乱」「ショックと安

Drotar Baskiewicz A., Irvin N., et al : The adaptation of parents to the birth of an infant with a congenital malformation : a hypothetical model. Pediatrics. 1975 : 56 (5). 710-7.

❹ 障がい児の保護者を支える保育実践

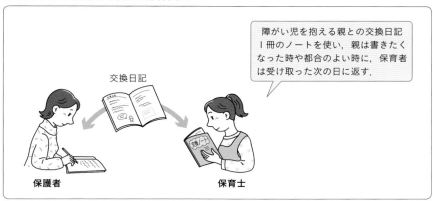

交換日記

障がい児を抱える親との交換日記
1冊のノートを使い，親は書きたく
なった時や都合のよい時に，保育者
は受け取った次の日に返す．

保護者　　　　　　　　　　保育士

堵」「努力・挑戦」そして「障がい受容」に至る段階があるとされている（Kennedy, 1970）.

- 保育現場においては，わが子に診断名がつき，ショックを受け直視できない段階にある親や，健診で「要観察」と告げられ困惑している親，わが子の発達に対して違和感や心配を感じつつも，それを認められない保護者などと出会うことが多い.

- ケネディ（Kennedy）は，障がいのある子どもが生まれてから数か月ごろまでは，現実的な話をするよりも，親が妊娠中に抱いていたポジティブな子育てのイメージに寄り添う必要があるとしている（柳澤，2007）.

- 「現実を見ないと前に進めませんよ」「お子さんのためにもこれからのことを考えていきましょう」ということばは，反対に親を苦しませ，葛藤を膨らませていくことにもなる.

- 親にとって最も身近で頼れる専門家は保育者である.「本当はとても辛いんです」「障がいがあるなんて受け入れられません」と本音を吐き出せ，悩みをうち明けられるよう，常に保護者の心に寄り添い，カウンセリングマインドをもって接する必要がある.

- そして，親の障がい受容や障がいへの価値観は，子ども自身の心の発達や家族関係にも影響を与える. 日常の会話を通して，親の障がいへの感情や価値観を把握しながらその気持ちに寄り添い，丁寧な精神的サポートをしていくことも大切である（❹）.

きょうだいを支える

- 保護者は，援助を必要とするわが子と一緒にいる時間が多くなると，障がいのないきょうだいと過ごす時間は必然的に限られていく.「ちょっと待ってね」「少し我慢してね」ということばが日常的になってしまえば，本当は甘えたりわがままを言ったりしたい欲求は満たされず，それが反動形成となって表れることもある.

Kennedy, J. F. Maternal reactions to the birth of a defective baby. Social casework. 1970 : 51, 410-6.

柳澤亜希子. 障害児・者のきょうだいが抱える諸問題と支援のあり方. 特殊教育学研究. 2007: 45（1）. 13-23.

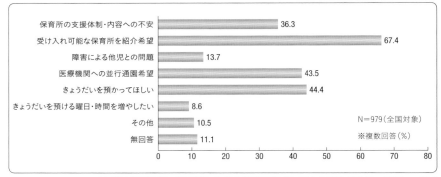

❺ 障がいもしくは疑いのある子どもの保護者からの相談内容

（みずほ情報総研．保育所における障害児保育に関する研究報告書．2017．p.24.）

みずほ情報総研．保育所における障害児保育に関する研究報告書．2017．p.24.

- 保育士は，時にきょうだいのことにも触れ，「1分でも，大好きだよと抱きしめてあげると心は満たされていくものですよ」とさりげなくアドバイスをしたり，「さっきは我慢してくれてありがとうと伝えるだけでも，"僕のこと見てくれている"，"認めてくれている"という喜びで安心できると思いますよ」ときょうだいの心を代弁し，きょうだいの心や関係性のサポートにも目を向けることが大切である．

- 親も，きょうだいに対しての悩みを抱えている（❺）．決して保護者のことを否定せず，余裕のない現状に理解を示しながらポジティブに支えていくことを心がけよう．

- とはいえ，親は障がい児のきょうだいに関する悩みも抱えている（みずほ情報総研，2017）．きょうだいの心理社会的サポートを行う教室や地域で開かれた教室，交流の場を情報として提供することも，保育士の役割である．

障がい児の育ちと家族の育ち

- 子どもが成長していく姿は家族に喜びを与える．障がいのある子どもは，一般児よりもゆっくりと緩やかに成長していく．そのため，発達の著しい乳幼児期の子どもとわが子を比較し，成長が感じられず不安を覚える保護者もいる．

- 保育者は，子どもの障がい特性とパーソナリティ特性を把握しながら，小さな変化でも園での様子や他児との関係などを伝え，家族に寄り添い家族を支えるかかわりが大切である．小さな変化を共有し合うことが，家族を育てることにつながることを忘れてはならない．

- これまでは，障がいのある子どもが行動療法などで基本的生活習慣のスキル獲得をめざしトレーニングしても，日常の生活に戻るとトレーニング効果は減少してしまうなど，一般化できないことがよくあった．そのため，親が子どもの行動を理解したり，障がいの特性を踏まえた褒め方や注意の促し方を学び，子どもの行動の理解につなげていく「ペアレントトレーニング」が重要

❻ ペアレントトレーニング

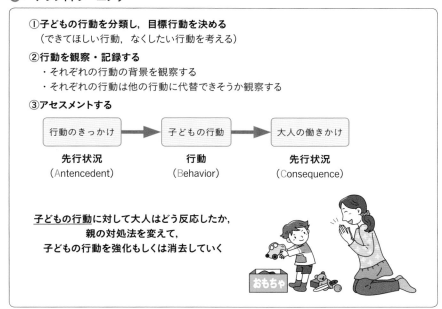

①子どもの行動を分類し，目標行動を決める
（できてほしい行動，なくしたい行動を考える）

②行動を観察・記録する
・それぞれの行動の背景を観察する
・それぞれの行動は他の行動に代替できそうか観察する

③アセスメントする

| 行動のきっかけ | → | 子どもの行動 | → | 大人の働きかけ |

先行状況（Antencedent）　　**行動**（Behavior）　　**先行状況**（Consequence）

子どもの行動に対して大人はどう反応したか，
親の対処法を変えて，
子どもの行動を強化もしくは消去していく

とされている（厚生労働省ホームページ）．ついつい子どもの行動にイライラしてしまったり，理解しがたいと感じている親の認知を修正し，相応しい対応ができるようにしていくものでもある（❻）．

厚生労働省ホームページ．発達障害者支援施策の概要．

地域や関連機関との連携

- 気になる子や障がいのある子どもを育てる保護者のなかには，生活そのものに疲れを感じている人もいる．それは時間的なものであったり，家族，たとえば義父母との関係性であったり，わが子の将来のことであったりと多様である．

- 保育者は，その不安を傾聴し受容したり，必要に応じて障がいのある子どもをもつ親の会や，地域に開かれたサークルなどの情報を提供することも保育者の役割である．

- また，障がいのある子どものなかには，医療機関による薬物療法を受けていたり，発達を支える教室に通っている子どもも少なくない．地域の専門機関と連携を図りながら，より一貫した切れ目のない支援を提供する必要がある．

- 地域や関連機関へ車椅子で移動する肢体不自由の子どもをサポートする際は，言語，視線や表情で意思を確かめながら行きたい方向などを確かめるとよい．

- 障がいのある子どもを保育するということは，家族を支えていくということでもある．乳幼児期のみ，と考えず，小学校，中学校，高校までを見据えた

事例 保育巡回相談は保育士もレベルアップの機会となった

千葉県にあるアイアイ保育園には，8名の気になる子がいた．診断はついていないが，集団生活を通して見えてきたのは，年齢にふさわしくない注意力や衝動性，社会性や言語能力など発達の遅れや偏りだった．

そこで，年に2回行われる児童心理司による保育巡回で，就学する年長児を中心に発達相談をすることにした．この相談をきっかけに，児童心理司による子どもの観察やアセスメントが始まり，園全体で子どもの様子や発達状況，今後の保育方法やそのための園体制などを検討し合い，関連機関と情報を共有しながら保育をするための連携が図られるようになった．

このことは，気になる子の発達にふさわしい保育を提供することのみならず，保護者への的確なアドバイスや，他の子どもたちへの配慮事項が明確になるなど，保育全体の質が向上していくことにつながった．

また，気になる子にどのような保育をすることが正しいのか模索するが，これが正しいのかがわからず不安を感じていた担任保育士の姿もあった．そんななか，「先生のその方法は子どもにとってハッピーな対応ですね」「あなたの声がけは，この子にとってとても的確だと思います」と専門家によるフィードバックがあり，保育士の自信やモチベーションが高まっていった．担任だけで保育するのではなく，園全体がチームとなって保育する体制は，子どもや保護者への対応の質のみならず，保育士や園全体の質を上げることにつながる．

「保育に正解はない」ということばがあるが，その時々の子どもの感情や反応，大人のかかわりを通して学習し身に付いた行動や思考から，その子どもにとって相応しい対応だったのか否か，実は答えは見えている．それぞれの専門家が連携して子どもの発達を多面的に捉え，情報共有しながら，目の前の子どもにとってふさわしい保育を考えることが大切である．

そしてこの事例からもう一つ大切なものが見える．このような連携の背景には，常に職員間でコミュニケーションを図り，報告・連絡・相談し合える雰囲気があった．園全体で保育の目的を共有し合う時間を大切にすることが，他機関との連携をもスムーズにし保育に反映されていくのである．

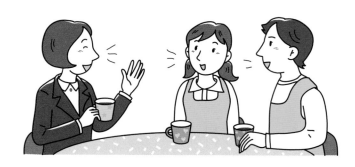

❼ 障がいのある子どもや保護者を支える連携

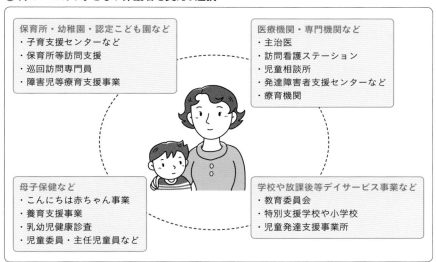

保育所・幼稚園・認定こども園など
・子育支援センターなど
・保育所等訪問支援
・巡回訪問専門員
・障害児等療育支援事業

医療機関・専門機関など
・主治医
・訪問看護ステーション
・児童相談所
・発達障害者支援センターなど
・療育機関

母子保健など
・こんにちは赤ちゃん事業
・養育支援事業
・乳幼児健康診査
・児童委員・主任児童員など

学校や放課後等デイサービス事業など
・教育委員会
・特別支援学校や小学校
・児童発達支援事業所

（小橋明子監修．小橋拓真編著．小山内あかね・竹野内ゆかり著『障がい児保育』中山書店．2019．p.183.
より作成）

発達支援や保護者支援を行い，**障がい児とその家族が地域のなかで安心して生活できるよう支えることが，保育者の社会的使命であることを忘れてはならない**（❼）．

医療的ケア児，病児の対応

- 医療機関に長期入院し，人工呼吸器を使用したり，痰の吸引など医療的なケアが必要な子どもは1万8千人を超え，年々増加している（厚生労働省ホームページ）（❽）．

  厚生労働省ホームページ．医療的ケア児等とその家族に対する支援施策．

- 医療的ケア児とは「日常生活を送るうえで医療的なケアと医療機器を必要とする子ども」のことで（厚生労働省，2018），そのケア内容は疾病と病状の様子で一人ひとり異なる．たとえば，重度の知的障がいと肢体不自由が重複している重症心身障がい児は，基本的な生活習慣を始め，話したり意思を伝えたりすることが難しいため，自宅でケアする際はすべての生活動作を家族が介助することになる．

  厚生労働省政策総括官付政策評価官室アフターサービス推進室．医療的ケアが必要な子どもと家族が，安心して心地よく暮らすために―医療的ケア児と家族を支えるサービスの取組紹介―．2018．

- 医療機関から退院した後は，自宅か，医療型障がい児入所施設への入所や医療型短期入所施設の利用などを選択することになる．そのなかで，家族自身が在宅生活に希望をもち選択する保護者もいる（厚生労働省，2018）．
- しかしながら，医療的ケア児が在宅で生活するに充分な支援体制が整っているかというと，そうではないのが課題である（厚生労働省，2018）（❾）．
- 保育施設においては，医療的ケア児に対応できる保育士が少なく，園の設備

  厚生労働省政策総括官付政策評価官室アフターサービス推進室．医療的ケアが必要な子どもと家族が，安心して心地よく暮らすために―医療的ケア児と家族を支えるサービスの取組紹介―．2018．

❽ 医療的ケアが必要な子どもの現状

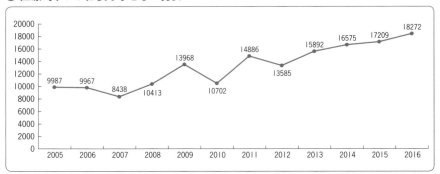

（田村正徳．平成29年度厚生労働科学研究費補助金政策総合研究事業「医療的ケア児に対する実態調査と医療・福祉・保健・教育等の連携に関する研究（田村班）報告」2018.）

や環境も対応できるものになっていないのが現状である．
- そのため，医療的ケア児が通う場は限定されてしまい，発達に必要な同年齢児とのかかわりや多様な経験が少なくなってしまう．
- 保育においては，医療的ケアに対応できるよう保育者を育成し，体制を整えていくことが求められる（❿）．保護者もレスパイト（休息）がとれるよう，安心した支援の場を整えていくことが重要である．
- 医療的ケア児の保育は，保護者の理解や協力が必須である．丁寧な説明を行いながら信頼関係を築き，育児のみならず医療行為への不安や心配ごと，今抱えているニーズを的確に把握するためにも，十分なコミュニケーションを図ることが重要である．
- 保育を必要とする医療的ケア児への適切な対応ができるよう，母子保健所管部署（保健所または保健センター含む）や障害福祉所管部署と連携を図るよう努めることが必要である（保育所における医療的ケア児への支援に関する研究会，2019）．切れ目のない支援を提供するために，関連機関や就学に向けた連携が必須である．
- 病児保育とは，病気になった際「医師・看護師・保育士等の専門職が協働して保育と看護を行い，病気でも生き生きと過ごせるようなトータルケアを行う」（光武，2017）ものである（⓫）．

保育所における医療的ケア児への支援に関する研究会．保育所での医療的ケア児受け入れに関するガイドライン　医療的ケア児の受け入れに関する基本的な考え方と保育利用までの流れ．2019.

光武きよみ．病児保育事業の現状と課題について〜長崎県内の保育所における病後児保育アンケート調査からの考察〜．長崎女子短期大学紀要．2016：41．100-6．

❾ 医療的ケア児の課題

分野		課題	自治体など支援体制の対応策
①	発達・療育	▶日中を過ごす，通いの場が不足 ▶生活環境が家庭と学校に限定	**医療的ニーズを満たす預かりの場の創設** ▶障害児通所支援，短期入所の確保
②	医療・介護	▶家族が24時間看護を担う心身の疲労 ▶家庭環境の悪化	**小児在宅医療体制，退院時の在宅移行の促進** ▶訪問看護，訪問診療の体制整備 ▶小児在宅医療従事者育成の研修会実施 ▶日中一時支援，短期入所の増設
③	保育・教育	▶保育・教育機関における医療的ケアに対応できる体制の不備	**医療的ケアに対応できる人材の配置** ▶医療的ケアに対応できる人材(看護師，教員など)の養成研修 **自治体及び地域の医療・介護機関の連携体制** ▶乳幼児期から学卒期までの相談体制整備

(厚生労働省政策統括官付政策評価官室アフターサービス推進室．医療的ケアが必要な子どもと家族が，安心して心地よく暮らすために―医療的ケア児と家族を支えるサービスの取組紹介―．2018．)

❿ 医療的ケア児が利用できるサービス体制と制度

サービス名(制度)		主な対象	サービス内容
障害児通所支援	児童発達支援 (障害福祉サービス等)	0歳〜5歳の未就学の障害児	日常生活上の基本的な動作の指導など
	医療型児童発達支援 (障害福祉サービス等)	肢体不自由がある医学的管理下での支援が必要な障害児	日常生活上の基本的な動作の指導等の支援と治療
	放課後等デイサービス (障害福祉サービス等)	6歳〜18歳の就学する障害児	授業の終了後や学校休業日に生活能力向上の訓練などの支援
訪問支援	居宅介護 (障害福祉サービス等)	障害支援区分1以上に相当する支援が必要な障害児	居宅での入浴，食事，退院の介助，生活の相談など
	訪問看護(医療保険)	【医療保険】 40歳未満の者，要介護者，要支援者以外	訪問看護師によるケア，日常生活の支援
	訪問診療(医療保険)		かかりつけ医が定期的に診察
	往診(医療保険)		かかりつけ医が急変時に診察
相談支援	計画相談支援 (障害福祉サービス等)	障害福祉サービスの申請(変更含)に係る障害児・保護者	障害福祉サービスの支給決定前にサービス等利用計画案を作成など
	障害児相談支援 (障害福祉サービス等)	障害児通所支援の申請(変更含)に係る障害児・保護者	障害児通所支援の通所給付決定前に障害児支援利用計画案を作成など
短期入所 (障害福祉サービス等)		障害支援区分1以上に相当または医療的ケアが必要な障害児	障害支援施設または病院等に短期間入所し日常生活を支援〈レスパイトケア〉

(厚生労働省政策統括官付政策評価官室アフターサービス推進室．医療的ケアが必要な子どもと家族が，安心して心地よく暮らすために―医療的ケア児と家族を支えるサービスの取組紹介―．2018．)

⓫ 病児保育の事業内容

①病児対応型	病気が回復に至らない場合で，かつ，当面症状に急変が認められない場合	病院・診療所，保育所など付設された専用スペースまたは専用施設で一時的に保育する事業
②病後児対応型	病気の回復期で，かつ，集団保育が困難な期間	病院・診療所，保育所など付設された専用スペースまたは専用施設で一時的に保育する事業
③体調不良時対応型	保育中に微熱を出すなど体調不良となり，保護者の迎えまで緊急的な対応を必要とする場合	保育所などにおける緊急的な対応を図る事業および保育所などに通所する場合に保健的対応を図る事業
④非施設型（訪問型）	回復期に至らない場合，または回復期で，かつ，集団保育が困難な期間（病児および病後児）	自宅において一時的に保育する事業
⑤送迎対応	①②③において，保育所などにおいて保育中に体調不良となり保護者の迎えまで緊急的な対応を必要とする場合，送迎し，病院・診療所，保育所など付設された専用スペースまたは専用施設で一時的に保育する事業	

（厚生労働省子ども家庭局長（子発 0730 第 5 号　平成 30 年 7 月 30 日）.「病児保育事業の実施について」の一部改正について. 2018. 14-15. より作成）

◉ 引用・参考文献
- 厚生労働省社会・援護局障害保健福祉部. 平成 28 年生活のしづらさなどに関する調査（全国在宅障害児・者等実態調査）結果. 2018. https://www.mhlw.go.jp/toukei/list/dl/seikatsu_chousa_c_h28.pdf
- 日本保育協会. 保育所における障害児やいわゆる「気になる子」等の受入れ実態，障害児保育等のその支援の内容，居宅訪問型保育の利用実態に関する調査研究報告書. 2016. p.13.
- 植田紀美子・後藤あや・山崎嘉久. 障害児の育ちにおける保育所の役割：「インタビュー調査法による検討」小児保健研究. 2016：75（3）. 398-405.
- 小橋明子監修. 小橋拓真編著. 小山内あかね・竹野内ゆかり著『障がい児保育』中山書店. 2019. p.183.
- Drotar Baskiewicz A., Irvin N., et al：The adaptation of parents to the birth of an infant with a congenital malformation：a hypothetical model. Pediatrics. 1975：56（5）. 710-7.
- Kennedy, J. F. Maternal reactions to the birth of a defective baby. Social casework. 1970：51. 410-6.
- 柳澤亜希子. 障害児・者のきょうだいが抱える諸問題と支援のあり方. 特殊教育学研究. 2007：45（1）. 13-23.
- みずほ情報総研株式会社. 保育所における障害児保育に関する研究報告書. 2017. p.24.
- 厚生労働省ホームページ. 発達障害者支援施策の概要. https://www.mhlw.go.jp/stf/seisakunitsuite/bunya/hukushi_kaigo/shougaishahukushi/hattatsu/gaiyo.html
- 田村正徳. 平成 29 年度厚生労働科学研究費補助金政策総合研究事業「医療的ケア児に対する実態調査と医療・福祉・保健・教育等の連携に関する研究（田村班）報告」2018. http://www.mhlw.go.jp/stf/seisakunitsuite/bunya/hukushi_kaigo/shougaishahukushi/service/index_00004.html
- 厚生労働省政策統括官付政策評価官室アフターサービス推進室. 医療的ケアが必要な子どもと家族が，安心して心地よく暮らすために—医療的ケア児と家族を支えるサービスの取組紹介—. 2018. https://www.mhlw.go.jp/iken/after-service-20181219/dl/after-service-20181219-01.pdf
- 保育所における医療的ケア児への支援に関する研究会. 保育所での医療的ケア児受け入れに関するガイドライン　医療的ケア児の受け入れに関する基本的な考え方と保育利用までの流れ. 2019. https://www.mizuho-ir.co.jp/case/research/pdf/h30kosodate2018_0102.pdf
- 光武きよみ. 病児保育事業の現状と課題について～長崎県内の保育所における病後児保育アンケート調査からの考察～. 長崎女子短期大学紀要. 2016：41. 100-6.
- 厚生労働省子ども家庭局長（子発 0730 第 5 号　平成 30 年 7 月 30 日）.「病児保育事業の実施について」の一部改正について. 2018. 14-15. https://www8.cao.go.jp/shoushi/shinseido/law/kodomo3houan/pdf/h310329/byouji_jigyo.pdf

2-4 | 特別な配慮を要する子どもと家族への支援
① 気になる子や発達障がい児の支援

📖 学習のねらい

1. 保育における「気になる子」について考える.
2. 発達の個人差（個人間差異）と個人内差（個人内差異）について理解する.
3. 自閉スペクトラム症や AD/HD の特性を理解し，障がい児と保護者を支える視点を学ぶ.

保育における「気になる子」への支援

気になる子とは

- 年長組の子どもが，朝の会の時間に突然立ち歩いたり，友達との人間関係が広がらず，ごっこ遊びもみられないなどの姿があると，保育者はその子を「気になる子」として捉えるかもしれない.
- 近年，障がいの診断はついていないが，発達の側面で他児と異なる言動や遅れ，つまずきがみられる子どもを「気になる子」と表現したりする.
- 「気になる子」の何が気になるのか. 社会福祉法人日本保育協会が全国の保育所約2400施設を対象にした調査によると（日本保育協会，2016），「気になる子」は，乳幼児期を通して獲得され始める「注意力」「微細運動」「感情発達」の側面で周りの子どもたちと個人差が現れている. これらの発達は，幼児期に著しく発達するもので，調査の結果からも 4 ～ 5 歳で最も「気になる」の割合が高くなっている（❶）.

日本保育協会. 保育所における障害児やいわゆる「気になる子」等の受入れ実態，障害児保育等のその支援の内容，居宅訪問型保育の利用実態に関する調査研究報告書. 2016. p.23.

❶「気になる子」の何が気になるのか?

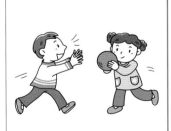

- **発達上の問題**
  （発達の遅れ，言語，理解力など）
- **コミュニケーション**
  （やりとり，視線，集団参加など）
- **落着き**
  （多動，落着きのなさ，集中力など）
- **情緒面**
  （乱暴，こだわり，感情のコントロールなど）
- **離運動面**
  （ぎこちなさ，不器用など）

（日本保育協会. 保育所における障害児やいわゆる「気になる子」等の受入れ実態，障害児保育等のその支援の内容，居宅訪問型保育の利用実態に関する調査研究報告書. 2016. p.23. ）

気になる子の理解と支援

- 「気になる子」の背景には，発達障がいや養育環境など さまざまな要因があると考えられる．そのため，気に なる子に対しては，「細やかな配慮や支援，あるいは 観察が必要な子ども」として個別的な保育を計画して いく必要がある（守，2017）．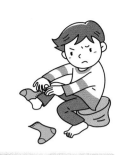

守 巧．気になる子がいるクラス を多面的に捉える——どの子に も居場所があるクラスを目指し て．発達．2017:38（149）．29-34.

保育における障がいの理解と支援

発達の個人間差異（個人差）と個人内差異（個人内差）

- 首が据わって寝返りができるようになると，腹ばいやハイハイなどの身体運 動が活発になり，立って歩けるようになる．
- 発達には一定の順序性と方向性があり，プロセスに沿って成長・発達していく．
- 発達には個人間差異（個人差）や個人内差異（個人内差）があるため，両方の視 点をもって一人ひとりの発達を理解していく必要がある（❷）．

障がい特性の理解

日本保育協会．保育所における 障害児やいわゆる「気になる子」 等の受入れ実態，障害児保育等 のその支援の内容，居宅訪問型 保育の利用実態に関する調査研 究報告書．2016．p.38.

＊LD（Learning Disability）.

- 全国の保育所のうち，約6割が障がい児の受け入れ保育を行っている（日本 保育協会，2016）
- 障がいの割合で見ると，「自閉症（35.4%）」が最も多く，次いで「知的障害 （19.8%）」「AD/HD（14.5%）」「肢体不自由（7.6%）」「聴覚障害（1.9%）」「LD （1.6%）」「視覚障害（0.7%）」となっている（❸）．
- 発達障がいは，中枢神経系に障がいがみられる，「発達的時期に発症する条 件をもつ一連の障害」で，「発達早期，しばしば小学校入学前に現れ，個人 的・社会的・学業あるいは職業的な機能を損なう発達的な欠陥により特徴づ

❷ 個人間差異（個人差）と個人内差異（個人内差）

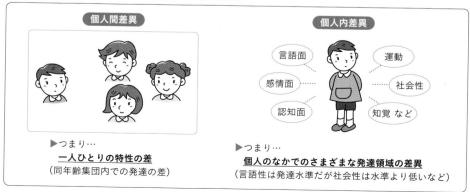

❸ 保育所保育で受け入れている障がいの割合

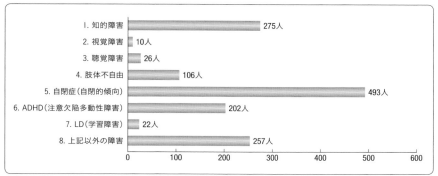

（日本保育協会．保育所における障害児やいわゆる「気になる子」等の受入れ実態，障害児保育等のその支援の内容，居宅訪問型保育の利用実態に関する調査研究報告書．2016．p.38．）

❹ 保育でみられる ASD 児の例

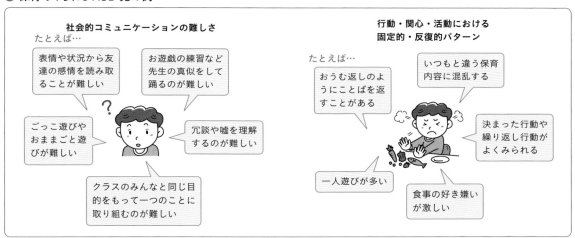

けられるもの」である（守，2017）．ここでは，ASD と AD/HD，さらに近年，問題となっている DCD について取り上げる．

自閉スペクトラム症（ASD）の理解と支援

- 自閉スペクトラム症の障がい特徴は，「社会的コミュニケーションと社会的相互作用の持続的障害」と「行動・関心・活動における固定的・反復的パターン」である（髙橋，大野，2014）．
- ASD の特性から，保育でよくみられる行動は❹のようなものがあるが，その他にも，感覚過敏がある子どもの場合は，太鼓やタンバリンの大きな音に不快を示したり，太陽の光刺激を避けようと外に出るのを嫌がったりすることがある．また，日常よく使うやまとのりの感触が不快で，みんなと同じ制作活動に取り組むことが難しい子どももいる．
- 保育者は，園のどの環境や刺激が不快や不安を引き起こしているのかを知

守 巧．気になる子がいるクラスを多面的に捉える――どの子にも居場所があるクラスを目指して．発達．2017:38（149）．29-34．

＊ ASD（Autism Spectrum Disorder）．

American Psychiatric Association（2013）Diagnostic and Statistical Manual of Mental Disorders, Fifth Edition.（日本精神神経学会監修．髙橋三郎・大野 裕監訳．染矢俊幸・神庭重信・尾崎紀夫・三村 將・村井俊哉訳者『DSM-5 精神疾患の診断・統計マニュアル』医学書院．2014．）

り，対応する必要がある．

- 「みんなと一緒に」という保育は，ASD 児にとって苦痛となることもあるため，一人ひとりの特性に合わせた環境構成や配慮が必要である．

- ASD の認知発達においては，いくつかの仮説があるが，仮説の一つに「心の理論欠如仮説」がある．

- 「心の理論」とは，**他者にも考えや感情，意思があり，それは自分のものとは異なっていると理解し，相手の心を推測したり察したりするためには必要なものである**．たとえば，「私はリンゴだと思うけど，あの子はみかんと思っている」と考えるには，この認知を獲得している必要がある．定型発達では，心の理論を獲得し，他者の心の推論に活用できるのは 3 歳過ぎからだが，ASD 児はこの理論を獲得できないため，他者の意図を推測するのは難しいとされている．

- また，「ミラーニューロンシステムの機能不全仮説」もある．

- ミラーニューロンシステムによって，相手の動きを知覚し自分のなかに取り込む．相手の動きを真似してお遊戯を踊ったり，お腹が痛くて泣いている友達の表情から痛みを読み取って共感するのもこのシステムが関連している．「みんな踊っているから一緒に踊ろう」と，子どもの手を無理にもって体を動かそうとするかかわりは，混乱や不安を引き起こしかねない．

- **ASD 児は，目的を維持しながら見通しをもって行動や感情を制御する「実行機能」も上手く働いていないと考えられている**．「これからホールに行ってお遊戯の練習するよ」と移動前に伝え，これから「何のために」「何をするのか」見通しを丁寧に伝える配慮も必要である．

- 園には，家庭での生活よりも，人的・物的に多様で複雑な刺激がある．園での子どもの行動特徴や感情の変化を把握しながら，何が苦手で何が大丈夫なのか把握していくことが重要である．

- なかには，ASD の障がい特性を完全に理解できていないまま子育てしている保護者もいるため，正しい知識を共有していくことも大切である．共有の繰り返しが，その後の支援の方向性を決めていくのである．

注意欠如・多動症（AD/HD）の理解と支援

＊ AD/HD（Attention-Deficit/
Hyperactivity Disorder）．

- AD/HD は，AD の不注意症状の優勢状態と，HD の多動性症状の優勢状態と，AD と HD の両方が優勢となっている状態で分類される．

- 登園したらバッグからタオルを取り出して決められた所に掛け，うがいと手洗いをする．それが終わればおたより帳を開いて今日の日付にシールを貼る．園生活が長くなれば，朝の会では椅子を持って座り，お当番さんの自己紹介を静かに聞くこともできるようになる．しかし，AD/HD 児は，この流れがなかなか定着せず，バッグからタオルを出し水飲み場に行く途中，遊んでいる友達の姿が目に入れば，タオルを持ったまま一緒に遊び始めるかもしれない．

❺ 保育でみられる AD/HD 児の例

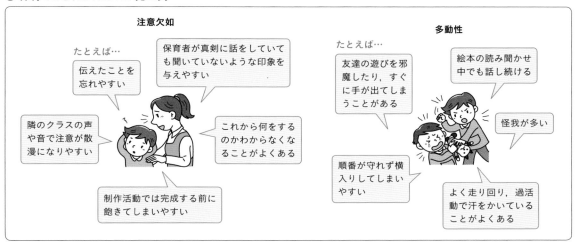

- 幼児期は注意機能や感情のコントロール機能が発達し，少しずつ集団生活に合わせた行動がとれるようになる．しかし，AD/HD は，この注意や行動のコントロールが難しいため，集団生活に求められる基本的な行動が難しく，一人浮いて見えてしまうかもしれない（❺）．
- AD/HD は，年齢に相応しくない注意力や衝動性が特徴のため，同じ年齢の子どもたちと同じ行動を促すと混乱するかもしれない．
- AD/HD の認知発達は，「報酬系」がうまく機能していない可能性があるため，一般児と同じように，「上手にできたね」と褒めるタイミングや方法を工夫するとよい．たとえば，AD/HD 児は座って朝の会に参加し続けるのは難しい子もいる．30 分座ることを目標にするのではなく，朝の会の最初の絵本の読み聞かせだけ座るという「スモールステップ」で適応をめざし，できたときは即時にフィードバックし認めていく対応が必要である．
- 「どうして年長さんなのにみんなと同じことができないの？」「どうして何回言ってもわからないの？」と，子どもたちの前で注意を与えることは，子どもの自己肯定感や効力感を下げることにつながる．
- AD/HD は知的な遅れはないため，「自分はみんなと同じようにできないんだ…」「自分はいつも怒られてばかりだ…」と劣等感を感じるようになる．幼児期は，人格形成の基礎を培う重要な時期である（文部科学省，2017）．保育者は，どんなことがあっても上手くいくと思える自己効力感と，自分は認められている存在で，上手くできない自分がいてもいいと思える自己肯定感の土台をつくる心理教育的な支援をしなければならない．
- AD/HD の療育目標は，症状をなくしていくことではなく，「症状の改善に伴い学校や家庭における悪循環的な不適応状態が好転し，AD/HD 症状を自己のパーソナリティ特性として折り合えるようになること」である（齊藤，

文部科学省．幼稚園教育要領．2017．

齊藤万比古編『注意欠如・多動症 -ADHD- の診断・治療ガイドライン』第 4 版．じほう．2016．p.35.

第1章

3 保育の計画及び評価
（2）指導計画の作成
　キ　障害のある子どもの保育については，一人一人の子どもの発達過程
　　や障害の状態を把握し，適切な環境の下で，障害のある子どもが他の
　　子どもとの生活を通して共に生活できるよう，指導計画の中に位置付
　　けること．また，子どもの状況に応じた保育を実施する観点から，家
　　庭や関連機関との連携した支援のための計画を個別に作成するなど適
　　切な対応を図ること．

厚生労働省編『保育所保育指針解説（平成30年3月）』

2016）．

- 保育者や大人のかかわりによって，うつや不安障がい，いじめや登園・登校拒否などの二次障がいを引き起こす危険性があることをしっかりと理解し，クラスの子どもたち全員を含めて，子どもの心に寄り添った支援やことばかけを行うことが大切である．
- AD/HD児は，過活動で日中よく遊んでも寝付きが悪いなどの睡眠異常や，偏食が著しい子もおり，日々の生活や育児に疲れを感じている親も多い．
- 一見，元気な子としかみられないAD/HDの親は，親同士で子育ての悩みを共有するのは難しく，孤独を感じていることもある．保育者がその心に寄り添い，悩みに共感しながら対応していくことも大切である．そして，ADとHDのそれぞれの症状や頻度を把握し，保護者と連携しながら，関連機関や小学校と連携していく力も求められている．

発達協調性運動障がい（DCD）

＊DCD（Developmental Coordination Disorder）．

- 乳児期は，四肢をバタバタと大きく動かしたり寝返りをうったりする生得的な粗大運動の発達が著しく，次第に環境要因の影響を大きく受けながらさまざまな運動能力を獲得していく．
- 次第に，物をつまんで引っ張ったり，ボタンをかけたりする細かい微細運動能力も獲得していくようになる．たとえば，利き手ではさみを持って反対の手で折り紙を持ち線に沿って切る作業は，「紙を支えながら切りやすいように回転させる」という粗大運動と，「線に沿って微調整しながら切る」という微細運動との協調運動によるものである．
- 近年，この粗大・微細運動の協調が年齢にふさわしくない子どもが増えている．

❻ 保育でみられる DCD 児の例

椅子に座るとき，姿勢を維持するのが難しい	右手と左手別々の動きをとるのが苦手
とんできたボールをうまくキャッチできない	おしりが上手に拭けない
おゆうぎなど真似して踊るのが難しい	

制作場面では…
● まっすぐな線を描くのが難しい
● のりを必要量取ったり塗ったりする作業が苦手
● 制作中の材料や作品を破ったり壊したりしてしまう

日常の動きがぎこちない
たとえば…
● 階段の上り下りがぎこちない
● スプーンや箸がうまく使えない
● 靴下が上手く履けないなど着替えに時間がかかる

- DCD 児（❻）には，遊びや環境を通した感覚運動の場を提供することが大切である．たとえば，次のような視点を盛り込んだ遊びが有効である．
  - ▶ 姿勢などを維持するために必要な四肢や体幹の働きを促す遊び
  - ▶ 体を回したり左右に動かしたりする遊び
  - ▶ 速さを感じられる遊び
  - ▶ バランスを保つ遊び
  - ▶ 物の操作を取り入れた遊び　　など

演習

考えてみよう！

乳幼児の遊びには，自然と感覚運動（五感と特に触覚，固有感覚・前庭感覚）につながっているものが多い．たとえば，園庭や公園にあるブランコもその一つである．ブランコは，体のバランスを保ちながらブランコに座り，足を大きく動かして体全体でスピードをつける．他にどのような遊びが多様な感覚運動を促すか考えてみよう．

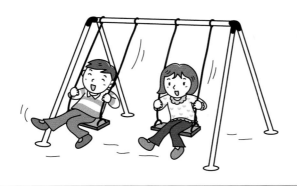

固有感覚と前庭感覚

この二つの感覚はほとんど無意識に働いている感覚である．
前庭感覚は耳の中にあり，体の回転やバランスなどの平衡感覚に関与している．
固有感覚は，筋肉やじん帯などにあり，空間における体の位置を感知する．これが働くと自分の体の認知ができてボディイメージが形成されやすい．

- 乳幼児期は，体を思う存分動かす経験や，視覚や聴覚などの五感や体性感覚に多くの刺激を与える環境が重要である．これらの経験を通して，自分の体を知り，自由に操作できることを学んでいく．
- 身体運動は，認知の発達とも関連しており発達の土台を形づくる非常に重要な側面である．
- 近年は，ぞうきんが絞れない子，転んでも手が出ない子，つまずきやすく転びやすい子などが増えている．体を思いっきり使って遊べる環境も少なくなってきているが，時代や社会が変わっても，子どもの時期に必要な子どもらしい遊びの場や経験の機会をなくしてはならない．
- DCD児に限らず，不器用な子が増えているのは，環境要因の可能性も否定できない．保育者は，乳幼児期の運動の重要性を保護者に助言していくことも，子育てを支えるうえで必要である．
- 保護者や子どもたちに園庭などを解放して遊びの場を提供したり，遊んでいる子どもの側で，乳幼児期に必要な体の動きを伝え，保護者の養育力を支えることも大切な支援の一つになる．

特別な配慮を必要とする子どもへの保育支援計画

- 障がい児や特別な配慮を必要とする子どもの発達や生活状況を把握し，一人ひとりが自己を発揮できるよう，個別の保育支援計画を立てていくことが求められている．
- 個別の保育支援計画は，クラス全体の保育指導計画と関連づけて作成されていくもので，一般児と配慮が必要な子どもがともに育ち合える視点をもって環境を構成し作成していく必要がある．

◉ 引用・参考文献
- 日本保育協会．保育所における障害児やいわゆる「気になる子」等の受入れ実態，障害児保育等のその支援の内容，居宅訪問型保育の利用実態に関する調査研究報告書．2016．p.13，38．
- 守 巧．気になる子がいるクラスを多面的に捉える──どの子にも居場所があるクラスを目指して．発達．2017：38(149)．29-34．
- American Psychiatric Association(2013)Diagnostic and Statistical Manual of Mental Disorders, Fifth Edition.（日本精神神経学会監修．髙橋三郎・大野 裕監訳．染矢俊幸・神庭重信・尾崎紀夫・三村 將・村井俊哉訳者『DSM-5 精神疾患の診断・統計マニュアル』医学書院．2014．）
- 文部科学省．幼稚園教育要領．2017．
- 厚生労働省編『保育所保育指針解説(平成30年3月)』フレーベル館．2018．p.48．
- 齊藤万比古編『注意欠如・多動症 -ADHD- の診断・治療ガイドライン』第4版．じほう．2016．p.35．

2-4 | 特別な配慮を要する子どもと家族への支援
② ひとり親家庭や外国籍家庭への支援

📖 学習のねらい

1. ひとり親家庭の現状や課題, 支援サービスについて学ぶ.
2. 外国籍家庭の現状や課題を知る.
3. 外国籍家庭に対する支援の在り方を考える.

ひとり親家庭への支援

ひとり親家庭の現状

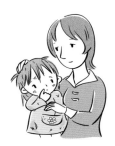

- 母親あるいは父親のいない家庭を「母子家庭」あるいは「父子家庭」と表現するが, 本節ではどちらか一方の親がいない状態を「ひとり親家庭」と表記する.
- 厚生労働省が5年ごとに調査している, 2016年度の調査結果は, 母子世帯数は約123万世帯で, 父子世帯数は

❶ 母子家庭・父子家庭の現状

		母子世帯	父子世帯
1	世帯数[推計値]	123.2 万世帯 (123.8 万世帯)	18.7 万世帯 (22.3 万世帯)
2	ひとり親世帯になった理由	離婚　79.5% (80.8%) 死別　 8.0% (7.5%)	離婚　75.6% (74.3%) 死別　19.0% (16.8%)
3	就業状況	81.8% (80.6%)	85.4% (91.3%)
	就業者のうち　正規の職員・従業員	44.2% (39.4%)	68.2% (67.2%)
	うち　自営業	3.4% (2.6%)	18.2% (15.6%)
	うち　パート・アルバイト等	43.8% (47.4%)	6.4% (8.0%)
4	平均年間収入 [母または父自身の収入]	243 万円 (223 万円)	420 万円 (380 万円)
5	平均年間就労収入 [母または父自身の就労収入]	200 万円 (181 万円)	398 万円 (360 万円)
6	平均年間収入 [同居親族を含む世帯全員の収入]	348 万円 (291 万円)	573 万円 (455 万円)

※( )内の値は, 前回(2011年度)調査結果を表している.
※「平均年間収入」および「平均年間就労収入」は, 2015年(2010年)の1年間の収入.
※集計結果の構成割合については, 原則として, 「不詳」となる回答(無記入や誤記入等)がある場合は, 分母となる総数に不詳数を含めて算出した値(比率)を表している.

(厚生労働省. 平成28年度全国ひとり親世帯等調査. 2017.)

約19万世帯であった．年間平均収入については，母子世帯は243万円で父子世帯は420万円であった（厚生労働省，2017）（❶）．

厚生労働省．平成28年度全国ひとり親世帯等調査．2017.

- 母子家庭となった要因の79.5%，父子家庭となった要因の75.6%が離婚であった．また，死別でひとり親家庭になったのは母子家庭が8.0%で，父子家庭は19.0%であった．

- 母子世帯・父子世帯の年間平均収入は，一般児童のいる家庭の年間平均収入が約708万円であるのに対し非常に低い状況である．

- 就労母子家庭（母子家庭の81.8%が就労）のうち，「正規の職員・従業員」は44.2%で「パート・アルバイト等」は43.8%であり，約半数の母親が「非正規」として就労していた．一方，就労父子家庭（父子家庭の85.4%が就労）のうち，「正規の職員・従業員」は68.2%で「パート・アルバイト等」は6.4%であった．母子家庭と父子家庭の年間平均収入の差は177万円で母子家庭が低かった．

- これは，雇用形態（正規・非正規の割合）の違いと男女の賃金格差が影響していると推測される．

- また，母子世帯・父子世帯の1割は生活保護を受給している．

厚生労働省．平成23年度全国母子世帯等調査結果報告．2012.

- 厚生労働省の調査で「ひとり親家庭の悩み」は，母子世帯，父子世帯ともに「教育・進学」がトップで，次いで「しつけ」があがっていた（厚生労働省，2012）．

- また，ひとり親家庭で「困っていること」のトップが「経済」で，母子世帯が45.8%で父子世帯は36.5%でともに高かった．

- さらに，「相談相手がいるか」の問いに「いない」と答えたのは，母子家庭が19.6%で，父子家庭は43.7%であった．相談相手の内訳は，母子・父子世帯ともに親族が多かった．

- この結果から親族との交流が何らかの理由（転居，死亡など）で絶たれると，自ら他者との交流を求めなければ孤立する可能性が高くなることとなる．

調べてみよう！

ひとり親家庭の子育て支援サービスについて調べてみよう．

ヒント

就業支援，生活・子育て支援，経済支援（養育費の確保など）．

ひとり親家庭に対する子育て支援の課題

- 男女雇用機会均等法があっても，母子家庭の年間平均収入は父子家庭や一般家庭に比べると非常に低く積極的な経済支援が求められる．

- ひとり親家庭の子どもの相対的貧困率は，50.8%で一般世帯の貧困率の16.0%と比べると非常に高い（厚生労働省，子ども・若者白書，2014）．

- 日本は，他国と比べても子どもの相対的貧困率は高く，特にひとり親家庭の貧困率は抜きんでて高い状況である（❷）．

- 親の経済的貧困は，子どもにとって学びやさまざまな体験活動の機会や健康的生活を奪うことにつながりかねない．

❷ 各国の全体の相対的貧困率とひとり親家庭の相対的貧困率

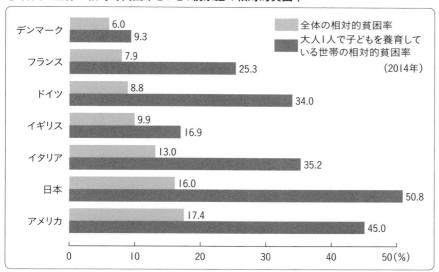

凡例:
- 全体の相対的貧困率
- 大人1人で子どもを養育している世帯の相対的貧困率 (2014年)

国	全体	ひとり親
デンマーク	6.0	9.3
フランス	7.9	25.3
ドイツ	8.8	34.0
イギリス	9.9	16.9
イタリア	13.0	35.2
日本	16.0	50.8
アメリカ	17.4	45.0

(厚生労働省. 平成26年版子ども・若者白書. 2014. p.30-1.)

相対的貧困率
所得中央値の一定割合 (50%) から, それを下回る所得しか得ていないものの割合をいう.

事例　生活に追われる母親の代わりになってきょうだいの世話をする姉

　母親は, シングルマザーで3歳, 5歳, 12歳の3人の子どもを育てていた. 母親は, 日中, 近所のスーパーで働き, 夜はチラシ配りをしていた. 生活は苦しく, 電気や水道はよく止められていた. 長女は, 日常的に妹たちの保育所の送迎を始めとして, 遊び相手や食事の世話などよく母親の手伝いをしていた.

　ある日, いつものように保育所に迎えに行くと, 3歳の妹が「おうちが寒いから, ここにいたい」と言ったので, 長女は担当の保育士に「家の電気が止められているので, もう少しここにいていいですか」と聞いた. 担当保育士は12歳の姉が妹の気持ちを汲んでいる姿をみて胸が痛んだ.

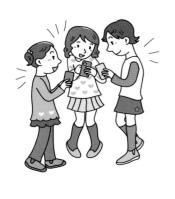
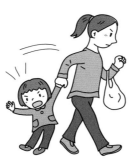

- 事例のように年下の子どもの世話を長男・長女に託すことは，小さい子の世話を経験させる意味で大切なことではあるが，ときに，長男や長女も同年齢の子どもや家族以外の他者（部活のコーチ，先輩など）とのかかわりあいを通して社会性を築いていくなどの発達課題を抱えており，子どもに，さまざまな体験活動の機会を与えることを親は考慮しなければならない．しかし，生きるための生活を優先させなければならない現実がある．
- 一口に「ひとり親家庭」といっても子育てをめぐる相談は，教育・経済・生活・就職，健康など，多岐にわたり，総合的な相談にあたる窓口が現状では少なく相談のたらいまわしになる可能性がでてくる．
- また，親が就労している日中に，子どもは家で一人になって過ごすことが多い．ひとり親家庭に対する「学習支援サービス」もあるが，実施している児童会館が自宅から離れていたり，開催日が週に一度程度と限られているので，学校から帰宅後の子どもは，テレビゲームなどで一人遊びが多い現状である．
- 父子世帯の約半数が「相談する相手がいない」と答えており，窓口相談もワンストップ化を推進してきているが，残業などで開設時間内に相談する窓口を利用できない現状がある．

ひとり親家庭に対する支援

- ひとり親家庭に対する総合的な支援体制を構築・強化するため，地方自治体の相談窓口に，就業支援を担う就業支援専門員を配置し，就業支援の専門性と体制の確保が2014年度から開始されている（❸）．
- ひとり親家庭等日常生活支援事業は，安心して子育てができる環境を整えるため，生活援助，保育などのサービスが必要となった際に，家庭生活支援員（ヘルパー）が，子どもの世話や食事，住居の掃除，買い物などを行う．
- 子どもの生活・学習支援事業は，地域の学生や教員OBなどのボランティアなどで，ひとり親家庭の子どもの福祉の向上に理解と熱意を有する支援員を配置して行っている．実施場所は児童会館，公民館，民家である．
- 子育て短期支援事業には，短期入所生活援助（ショートステイ）と夜間養護など（トワイライトステイ）の2事業がある．

短期入所生活援助（ショートステイ）

- 保護者の疾病や仕事などの事由により子どもの養育が一時的に困難となった場合，または育児不安や育児疲れ，子どもの看護疲れなどで児童養護施設などに一定期間（1週間程度）預けることができる．

夜間養護など（トワイライトステイ）

- 保護者の疾病や仕事などの理由により子どもの養育が一時的に困難となった場合，児童養護施設などで保護する．

❸ 就業支援専門員における就業支援

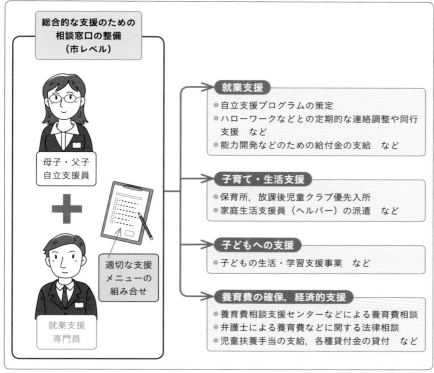

（厚生労働省．ひとり親家庭等の支援について．2019.）

外国籍家庭への支援

外国籍家庭の現状

- 近年，在留外国人の推移をみると 2005 年には 200 万人を上回った．2018 年には 273 万 1093 人で，前年から 6.6％の増加で急速に増えつつある．国籍別の推移をみると，中国国籍の人口が最も多くなっている（❹）．
- 「日本再興戦略」が 2016 年に出され今後のグローバル化の進展について「外国人材の活用」を取り上げている．
- 2018 年の日本の総人口は約 1 億 2644 万 3 千人で，そのうち在日外国人は約 2.2％を占めている（総務省統計局，2018）．
- 今後も日本で暮らす外国籍家庭が増えることが予想され（❺），言語や生活習慣の異なる環境で育ってきている子どもの保育や教育に対応できる保育者の資質と専門性が求められてきている．

総務省統計局．人口推計（2018年 10 月 1 日現在）．2018.

❹ 外国人人口および総人口に占める割合の推移

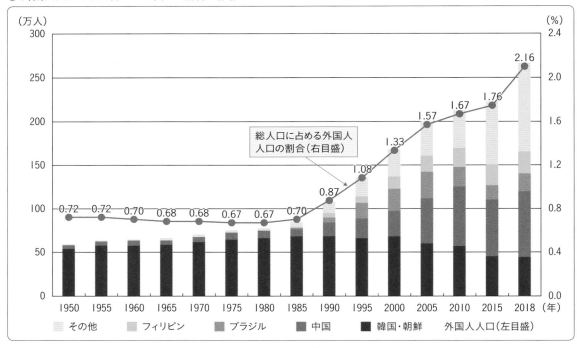

※2010年までは、「外国人登録令」、「外国人登録法」に基づき登録された各年12月末日現在の外国人登録者数.
※総人口に占める外国人人口の割合は、2010年までは総務省統計局「国勢調査」、2015年以降については総務省統計局「人口推計」における各年10月1日現在の人口を用いて算出.
※1950～1970年は沖縄県を含まない.

（厚生労働省. 平成27年版厚生労働白書. 2015. p.42. を参考に作成）

❺ 国籍別・入所児童数グラフ（上位10か国）

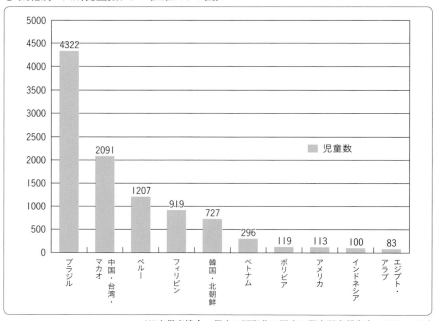

（日本保育協会. 保育の国際化に関する調査研究報告書. 2009. p.9.）

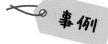

事例　在留外国人ノリスちゃんの保育を通して

　父親は，パキスタンからの留学生である．ドイツ人の母親とは大学で出会い結婚しノリスちゃんが誕生した．2人は学業があるので保育所にノリスちゃん（1歳）を預けることとなった．

　担当保育士は，現在の健康状態を把握するため，両親にノリスちゃんの「首のすわり」などの運動発達や予防接種について尋ねるもことばがなかなか通じない．ある日，ノリスちゃんが嘔吐をして38度の熱があり，保育士が保護者に慣れない英語で電話連絡をしたが，意思疎通がうまくとれず，ノリスちゃんを他の園児と隔離した状態で個別保育し，結局，母親のお迎えまで待つこととなった．子どもが病気になると，日本の保護者は仕事を休んだり，知人に預けて乗り切ることが多いが，在留外国人の場合はことばの問題と近所付き合いがないことが多く，いざというときの協力が得られないことが多い．

　また，パキスタンの食文化の違いで牛や豚を使用した離乳食は避けるように言われ，食事のトレイで他児の食事と色分けをし，栄養が偏らないように他の食材に置き換える工夫をしていた．

　園への持ち物（シャツの替え・布団カバーの取り換え・汚れ物を入れるビニール袋など）などを伝える場合，その持ち物がなぜ必要なのか，また，もってくるべき提出期限日などの意思疎通が難しく，日本語があまり話せない保護者に対して通訳が必要だと園長は痛感し，自治体などの通訳者派遣制度などの有無について市町村の福祉事務所に問い合わせたいと考えた．

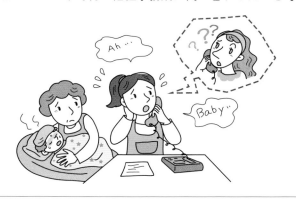

外国籍家庭支援のポイント

環境，文化的背景からくる生活感覚のずれを理解する

- 外国人とのコミュニケーションは，言語コミュニケーションが主となるが，相手が会話に支障がない程度の語学力を有しているからといって，文章の読解や作成も可能であるとは限らないことから，コミュニケーション手段の確認が必要である．
- 外国人からみると日本語の文章は，漢字，ひらがな，カタカナで構成され，覚えるのが難しいといわれている．また，日本語は同じことばでもニュアンスの違いで意味が異なる場合があるので丁寧な説明を必要とする．

- 連絡帳やお便りなどの文章で情報提供する場合は，**相手が理解できるように絵や写真などを使用したりするなどの丁寧な伝達の工夫を図ることが重要である**．さらに，言語コミュニケーションや身振りなどで相手の確認を取ることも必要である．
- 食文化の違い（アレルギー，宗教など）を理解し，除去食・代替食などの配慮をする．
- また，在留外国人の親同士の交流の場や，個別に相談できる場を設ける．

外国籍家庭の子どもの言語環境を考慮する

- 子どもたちは自宅では母国語や英語などを使って生活し，保育所では日本語で友達や保育士とコミュニケーションを取っている．子ども同士は遊びを通して馴染むのが早い．しかし，一般社会では「自分とは違う」ということで差別や偏見のきっかけになることが多い．子どもが言語環境に慣れるまで個別的（たとえば，慣れるまで母国語の通訳が入る）などの対応が求められる．
- 幼児期から多様な文化に触れるということは，**国際化が進む今日において多文化共生社会の第一歩になると考え，保育士は"ともに子どもを育てる"という視点が重要である**．

日本の社会福祉制度の活用方法を知らせる

- 利用できる社会資源があっても外国籍家庭にとっては文化やことばの課題があって，その窓口にたどり着くまでの情報が得られづらい（例：母子手帳がない国もある）場合がある．制度の利用方法など多国語で説明する案内やチラシなどがあると情報が得られ活用しやすい．

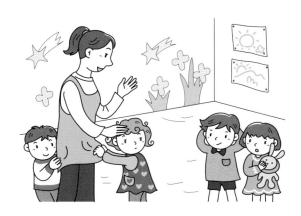

- 外国籍家庭の保護者が抱えることばの問題などは，保育現場だけの対応では難しい面がある．自治体によっては保育現場に通訳者を派遣しているところがある．

◉ 引用・参考文献

- 厚生労働省．平成 28 年度全国ひとり親世帯等調査．2017．
- 厚生労働省．ひとり親家庭等の支援について．2019．https://www.mhlw.go.jp/content/000539080.
  pdf
- 厚生労働省．平成 23 年度全国母子世帯等調査結果報告．2012．
- 厚生労働省．平成 26 年版　子ども・若者白書．2014．p.30-1．
- 総務省統計局．人口推計（2018 年 10 月 1 日現在）．2018．
- 厚生労働省．平成 27 年版厚生労働白書．2015．p.42．
- 日本保育協会．保育の国際化に関する調査研究報告書．2009．p.9．

2-5 | 虐待対応の基本的な視点

📖 学習のねらい

1. 児童福祉法，児童虐待の防止等に関する法律（児童虐待防止法）の改正の流れと児童虐待の現状を理解する.
2. 虐待を早期に見抜く方法と初期対応について学ぶ.

- 2018年度の児童虐待相談対応件数は，159,850（速報値）件で1990年度の相談件数の約145倍と右肩上がりが続いている（①）.
- 児童相談所は全国で212か所あり（2019年4月1日現在），2018年度の1か所の年間平均相談処理件数は754件となり，1日の平均では2件以上を処理していることになる. さらに，虐待による死亡事件は，毎年50〜60件程度発生しており，じつに週に1人の割合で子どもが死亡していることになる.
- 虐待種別では心理的虐待が最も多く，次いで身体的虐待が多い（②）.
- 児童相談所に寄せられた虐待相談の相談経路は，警察等（50％），近隣知人（13％），学校等（7％），家族（7％）からの通告という順になっている.

❶ 児童相談所での児童虐待相談対応件数の推移

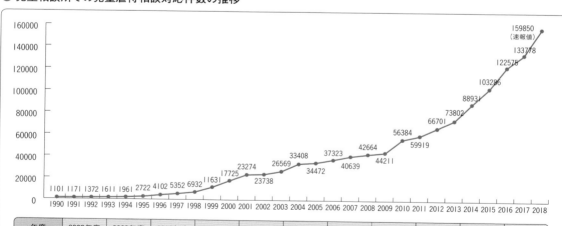

年度	2008年度	2009年度	2010年度	2011年度	2012年度	2013年度	2014年度	2015年度	2016年度	2017年度	2018年度
件数	42664	44211	56384	59919	66701	73802	88931	103286	122575	133778	159850
対前年度比	105.0%	103.6%	—	—	111.3%	110.6%	120.5%	116.1%	118.7%	109.1%	119.5%

※割合は四捨五入のため，100%にならない場合がある.
※2010年度は，東日本大震災の影響により，福島県を除いて集計した数値である.
※2018年度の件数は，速報値のため今後変更があり得る.

（厚生労働省. 平成30年度 児童相談所での児童虐待相談対応件数〈速報値〉. 2019.）

❷ 児童相談所での虐待相談の内容別件数の推移

	身体的虐待	ネグレクト	性的虐待	心理的虐待	総数
2009年度	17371(39.3%)	15185(34.3%)	1350(3.1%)	10305(23.3%)	44211(100.0%)
2010年度	21559(38.2%)	18352(32.5%)	1405(2.5%)	15068(26.7%)	56384(100.0%)
2011年度	21942(36.6%)	18847(31.5%)	1460(2.4%)	17670(29.5%)	59919(100.0%)
2012年度	21942(36.6%)	19250(28.9%)	1449(2.2%)	22423(33.6%)	66701(100.0%)
2013年度	24245(32.9%)	19627(26.6%)	1582(2.1%)	28348(38.4%)	73802(100.0%)
2014年度	26181(29.4%)	22455(25.2%)	1520(1.7%)	38775(43.6%)	88931(100.0%)
2015年度	28621(27.7%)	24444(23.7%)	1521(1.5%)	48700(47.2%)	103286(100.0%)
2016年度	31925(26.0%)	25842(21.1%)	1622(1.3%)	63186(51.5%)	122575(100.0%)
2017年度	33223(24.8%)	26821(20.0%)	1537(1.1%)	72197(54.0%)	133778(100.0%)
2018年度	40256(25.2%)	29474(18.4%)	1731(1.1%)	88389(55.3%)	159850(100.0%)

※2010年度は，東日本大震災の影響により，福島県を除いて集計した数値である.
※2018年度 の件数は，速報値のため今後変更があり得る.

（厚生労働省．平成30年度 児童相談所での児童虐待相談対応件数〈速報値〉．2019.）

全体の件数の増加とともに，心理的虐待の割合がすごく増えているのね

話し合ってみよう！

①，②のデータからどんなことが読み取れるだろう？ グループで話し合ってみよう.

ヒント

家族，社会構造の変化，子育てとジェンダー，多様なライフスタイル.

児童虐待の定義

- 「児童虐待」とは，児童虐待防止法第2条では，**「保護者（親権を行う者，未成年後見人，その他の者で子どもを現に監護している者）が子どもの心身を傷つけ，健やかな成長や発達を損なう行為」**と定義している.

- 「現に監護する」とは，必ずしも子どもと同居して監督，保護しなくともよいが，少なくともその子どもの所在，動静を知り，客観的にその監護の状態が継続していると認められ，また，保護者たるべき者が監護を行う意思があると認められるものでなければならない.

- 子どもが入所している児童福祉施設の長は，子どもを現に監護している者であり「保護者」に該当する.

- 児童福祉施設の長や職員による体罰は，児童虐待防止法 第3条に規定する「虐待」に該当する. また，児童福祉施設最低基準（1948〈昭和23〉年）により，懲戒にかかわる権限（懲戒権）の濫用として禁止されている. 体罰行為については学校教育法第11条にも規定されている.

懲戒権

「親権を行う者は，第820条の規定による監護及び教育に必要な範囲内でその子を懲戒することができる」

（民法 第822条）

学校教育法　第11条

「校長及び教員は，教育上必要があると認めるときは，文部科学大臣の定めるところにより，児童，生徒及び学生に懲戒を加えることができる. ただし，体罰を加えることはできない」

児童虐待の捉えかた

- 「子どもの心身の成長および人格の形成に重大な影響を与えるとともに，次の世代に引き継がれるおそれがあるものであり，子どもに対する最も重大な権利侵害である. （中略）子ども虐待は，**家庭内におけるしつけとは明確に異なり，懲戒権などの親権によって正当化されない**」（厚生労働省，2013）とされている.

厚生労働省．子ども虐待対応の手引き．2013. p.2.

児童虐待防止法 第14条

児童の親権を行う者は，児童のしつけに際して，民法第820条の規定による監護および教育に必要な範囲を超えて当該児童を懲戒してはならず，当該児童の親権の適切な行使に配慮しなければならない．

- 以前は児童虐待防止法に「児童の親権を行う者は，児童のしつけに際して，その適切な行使に配慮しなければならない」と，あったが，改正（2017〈平成29〉年度）により，文言が少し強くなった（児童虐待防止法）．

児童虐待の種別

- 厚生労働省の「子ども虐待対応の手引き」では児童虐待は以下の①〜④のように分類されている．

①身体的虐待

- 打撲傷，あざ（内出血），骨折，頭蓋内出血などの頭部外傷，内臓損傷，刺傷，たばこなどによる火傷などの外傷を生じるような行為．
- 首を絞める，殴る，蹴る，たたく，投げ落とす，激しく揺さぶる，熱湯をかける，布団蒸しにする，溺れさせる，逆さ吊りにする，異物をのませる，食事を与えない，戸外にしめだす，縄などにより一室に拘束するなどの行為．
- 意図的に子どもを病気にさせる．
  など

②性的虐待

- 子どもへの性交，性的行為（教唆を含む）．
- 子どもの性器を触るまたは子どもに性器を触らせるなどの性的行為（教唆を含む）．
- 子どもに性器や性交を見せる．
- 子どもをポルノグラフィーの被写体などにする．
  など

③ネグレクト

- 子どもの健康・安全への配慮を怠っているなど．
- 子どもの意思に反して学校などに登校させない．子どもが学校などに登校するように促すなどの子どもに教育を保障する努力をしない．
- 子どもにとって必要な情緒的欲求に応えていない（愛情遮断など）．
- 食事，衣服，住居などが極端に不適切で，健康状態を損なうほどの無関心・怠慢，など．
- 子どもを遺棄したり，置き去りにする．
- 祖父母，きょうだい，保護者の恋人などの同居人や自宅に出入りする第三者が①，②または④に掲げる行為を行っているにもかかわらず，それを放置する．
  など

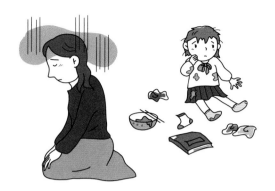

④心理的虐待

- ことばによる脅かし，脅迫など．
- 子どもを無視したり，拒否的な態度を示すことなど．
- 子どもの心を傷つけることを繰り返し言う．
- 子どもの自尊心を傷つけるような言動など．
- 他のきょうだいとは著しく差別的な扱いをする．
- 配偶者やその他の家族などに対する暴力や暴言（DV）．
- 子どものきょうだいに，①〜④の行為を行う．
  など

児童虐待の増加に対するわが国の施策

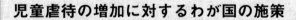

- 戦後の児童虐待の背景には，絶対的な貧困と儒教的かつ家父長制的な家族制度に基づく「私物的わが子観」があり，幼い子どもが犠牲になっていた．
- 1989（平成元）年，国連総会で「児童の権利に関する条約（子どもの権利条約）」が採択された．
- 増え続ける児童虐待に対応するため，児童虐待防止法の制定（2000〈平成12〉年）から，近年までに6度にわたる児童虐待防止法と児童福祉法の改正があった．これにより，児童虐待の定義の明確化，国および地方公共団体の責務の強化，児童虐待の通告義務の対象範囲の拡大，子どもの安全確認などの充実・強化などが図られた（**❸**）．とくに，2017（平成29）年度の改正は児童虐待防止に向けて質の見直しを図る大きな動きがあった．

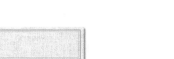

家父長制

家父長権をもつ男子が家族成員を統制・支配する家族形態のこと．

❸ 児童福祉法・児童虐待防止法の改正概要

2000（平成 12）年	児童虐待防止法の制定	●児童虐待の定義と虐待種別 ●住民の通告義務
2004（平成 16）年	児童福祉法・児童虐待防止法の改正	●児童虐待の定義の見直し（同居人の虐待を放置することなども対象） ●児童が DV を目撃することを心理的虐待と定義 ●通告義務の範囲の拡大（虐待を受けたと思われる場合も対象） ●市町村の役割の明確化 ●要保護児童対策地域協議会の法定化
2007（平成 19）年	児童福祉法・児童虐待防止法の改正 2008 年施行	●児童の安全確保等のため立ち入る調査の強化 ●保護者に対する面会，通信などの制限強化 ●保護者に対する指導に伴わない場合の措置の明確化
2008（平成 20）年	児童福祉法の改正 2009 年施行	●乳幼児家庭全戸訪問事業 ●養育支援訪問事業等子育て支援事業の法定化および努力義務化 ●要保護児童対策地域協議会の機能強化 ●里親制度の改正等家庭的養護の拡充など
2011（平成 23）年	児童福祉法の改正 2012 年施行	●親権停止および管理権喪失の審判などについて ●児童相談所長の請求権付与 ●施設長が児童の監護などに関し，その福祉のために必要な措置をとる場合には，親権者などはその措置を不当に妨げてはならないことを規定 ●里親など受託中および一時保護中の児童に親権者などがいない場合の児童相談所長の親権代行を規定
2016（平成 28）年	児童福祉法・児童虐待防止法の改正 2017 年施行	●児童福祉法の理念の明確化 ●母子健康包括支援センターの全国展開 ●市町村および児童相談所の体制強化 ●里親委託の推進など
2017（平成 29）年	児童福祉法・児童虐待防止法の改正 2018 年施行	●虐待を受けている児童の保護者に対する司法の関与 ●家庭裁判所による一時保護の審査の導入など

（厚生労働省．児童虐待防止対策について．2017.）

2017（平成 29）年度　児童福祉法・児童虐待防止法改正のポイント

児童福祉法の理念の明確化

- これまでの児童福祉法では，子どもは児童福祉の対象として位置づけられていたが，今回の改正で児童は「対象」から児童福祉をうける「権利主体」へと大転換した．

妊娠期からの母親への支援体制

- 虐待死亡事例における 0 歳児の割合が 4 割強を占めていることから，妊娠期から子育て期までの切れ目のない支援を行うため，子育て世代（母子健康）包

❹ 妊娠期からのフォロー体制

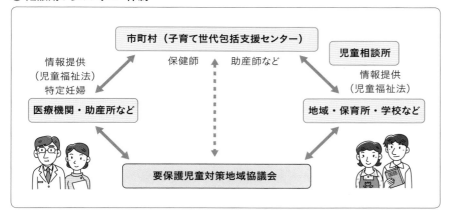

市町村（子育て世代包括支援センター）

情報提供
（児童福祉法）
特定妊婦

保健師　　助産師など

児童相談所

情報提供
（児童福祉法）

医療機関・助産所など

地域・保育所・学校など

要保護児童対策地域協議会

▶ **要保護児童対策地域協議会**
（参照：第2章 2-6 要保護児童家庭に対する支援 p.137）

> **特定妊婦**
>
> 出産後の子どもの養育について，出産前に支援を行うことがとくに必要と認められる妊婦のこと.
> 妊娠中から家庭環境におけるハイリスク要因を特定できる妊婦であり，具体的には，収入基盤が安定しないことや，家族構成が複雑，親が知的障がい・精神障がいなどで，育児困難が予測される場合である.
> また，妊娠届の未提出，母子健康手帳未交付，妊婦健診未受診，飛込み出産などもハイリスク要因となる.

括支援センターを設置し（2020年末まで），支援を要する妊婦（特定妊婦）の把握に努める体制が整備される（❹）.

児童虐待発生時の迅速・的確な対応

- 児童虐待発生時の迅速・的確な対応を図るために要保護児童対策地域協議会に専門職の配置と，国が定めた研修受講が義務づけられた.

被虐待児童への自立支援

- 親子関係の再構築支援を強化するとともに，施設入所や里親委託の措置がとられることになった場合は，個々の児童の状況に応じ，自立に向けての支援を行う.
- 養子縁組里親が法定化（研修義務化，名簿登録）された.

虐待を受けている児童などの保護者に対する指導への司法関与

- 家庭裁判所の勧告下での保健指導（在宅）が創設された.

児童虐待を早期発見するために留意すること

虐待が起こっている家庭の特質を把握する

- 児童虐待は，家庭の特質や家族の構造的な問題が背景となって起こる. そのため，家族の歴史や家族間の関係，また，経済的な背景などを含めて総合的な見方が求められる（❺）.
- 保護者はこれまでどのような家庭環境であったか，現在の就労や家計の状況はどうか，居住環境，友人や近隣との交流関係はどうか，保護者に心身の問題はないか，などの保護者側の背景を知ることは重要である.

- また，子どもの障がいや疾病などの育児負担の問題や，望んだ妊娠か否かといった妊娠受容の問題など，多様な要因により起こりうるという視点をもつ必要がある．

児童虐待を早期発見するポイント

- 虐待は家庭という密室で行われる行為であり，実際に虐待の現場を見て発見されることは少ないが，子どもや保護者の様子から推察されることが多い．
- 虐待を受けている子どもはことばで直接訴えることは少ないが何らかのサインを出していることが多い．このサインを見逃さないために，虐待について①学習する，②見分ける目を研ぎ澄ます（関心をもつアンテナを幅広くする），③親子関係をみるときはことばだけではなく，かかわり方や行動など一貫性があるかどうかも観察する．
- 虐待かもしれないと感じたときは上司や同僚に相談しチーム（組織として）で対応する．

❺ 児童虐待の発生における家庭のリスク要因

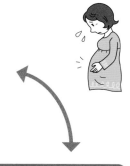

保護者側のリスク要因
- 望まぬ妊娠　　● 被虐待体験
- 性格が攻撃的，衝動的　● 人格障がい
- 精神疾患　● 知的障がい　● 依存症など
- 子どもへの愛着形成の問題
- 育児知識の不足など，養育力の問題
- 若年妊娠，出産　● 暴力への親和性

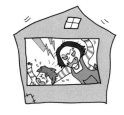

生活基盤のリスク要因
- 経済的に困窮
- 内縁関係・同居人などの人間関係
- 失業，夫婦の不和，DV など
- 親族，知人，近隣から孤立
- 離婚，再婚，転居を繰り返す
- 未婚を含むひとり親家庭
- 保護者の不安定な就労
- 関係機関からの支援を拒否

子ども側のリスク要因
- 親にとって意に添わない子
- 未熟児，障がい児，多胎児など
- 何らかの育てにくさをもっている
- 子どもの発達特性など
- きょうだいへの虐待履歴

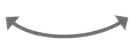
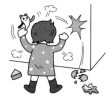

・❻のチェックリストは，支援の必要な子どもや保護者の早期発見と支援のために活用してほしい．

❻ 保育所，幼稚園における児童虐待早期発見のためのチェックリスト

子ども虐待には不自然さが伴うことが多い

子どもの様子	保護者の様子
□ よく，けがをしてくるが原因がはっきりしない	□ 子どもの扱いが乱暴である
□ 不自然なあざや，けがや火傷などがみられる	□ 子どもの要求をくみ取ることができない
□ 特別な病気もないのに身長や体重の成長が鈍い	□ 子どものけがなどについて聞いてもつじつまがあわない（話がコロコロと変わる）
□ 表情や反応が乏しい，元気がない	□ 自分の思い通りにならないとすぐ体罰を加えたり暴言をはく
□ 服装や顔，髪の毛，手足，口腔内が不潔である	
□ 基本的な生活習慣が身についていない	□ 子どもの能力以上のことを無理やり押し付けようとする
□ おびえた泣きかたをする	
□ おやつや給食をむさぼるように食べる	□ 極端ないら立ちや不安定さがある
□ 理由のはっきりしない無断欠席や遅刻が多い	□ 保育士との面談を拒む
□ 転んだり，けがをしても助けを求めない	□ 保育士に過度に攻撃的である
□ 身体接触を異常に嫌がる	□ 子どもを無断で欠席させることが多い
□ 些細なことでもすぐカッとなる	□ 予防接種や健診を受けさせない
□ 親が来ても帰りたがらない	□ 家の中が不衛生で乱雑
□ 手をかざすと身をかがめる	□ 夫婦仲が悪い
□ 予防接種や健診を受けていない	□ 地域や親類などから孤立している
□ 職員を試したり，独占しようとしたり，まとわりついて離れない	□ 親から暴力や暴言を受けた経験がある
	□ 子どものことを自分と対等な存在と感じ自分を脅かす存在とみている
□ 遊んでいて，けがをするような部位でないところ（臀部や大腿部など），引っ込んでいるところ（首やわきの下など），かくれているところ（外陰部）にけががある	□ きょうだいを差別する

時間経過に伴う挫傷（打撲）の色調変化

時間経過	挫傷（打撲傷）の色調変化
受傷直後の挫傷	赤みがかった青色
1〜5日後	黒っぽい青から紫いろ
5〜7日後	緑色
7日〜10日後	緑がかった黄色
10日以上	黄色っぽい茶色
2〜4週間	消退

（文部科学省．養護教諭のための児童虐待対応の手引．2007．p.22.）

保育所・幼稚園で虐待事例を発見した場合の対応の流れ(❼)

- 保育士は被虐待児の早期発見，早期対応という観点からすると，親子の変化に気づきやすい立場にある．**虐待の発見は疑うところから始まる**．

❼ 保育所・幼稚園で虐待事例を発見した場合の対応の流れ（例）

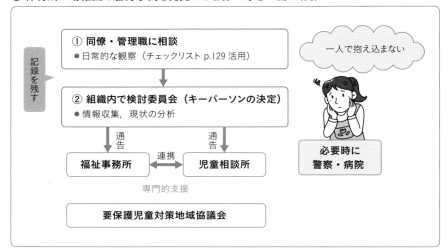

支援のポイント

- 施設内の情報を共有し組織として対応する．

子どもへの支援

- 保育所が安心できる場として，子どもが「守られている」「話を聞いてもらえる」と実感できる人間関係を築く．また，子どもは本当のことを話しづらいことを十分踏まえて誘導的な質問などは避ける．さらに虐待を受けている子どもは自己評価が低く「自分が悪いからたたかれた」など保護者をかばう傾向があるため，子どもの前で保護者の批判は避ける．子どもには，「あなたは悪くない」ということをきちんと伝える．

保護者への支援

- 子育ての否定的なことばは避ける．多くの場合，支援者は加害者である保護者に対し否定的なイメージをもつが，保護者は虐待を否定し「しつけの一環である」と言うことが多く，保護者を責めるような言動はかえって信頼関係の妨げになる．虐待をしている保護者はさまざまな背景を抱えていることが多く，信頼関係を築くことが支援の第一歩となる．

支援者がもつべき視点

- 支援者の援助を拒否しているような場合でも，**虐待をしている保護者には援助が必要であるという認識をもつことが大切な視点である**.
- たとえ保護者に虐待されていても自分に関心を寄せてもらえるかけがえのない大人として，保護者の言動をかばう子どもがいることも考慮に入れる.
- したがって，支援者は子どもが保護者に対して抱く感情を受け止めつつ，同時に子どもに起こっていることを見誤らずに対応しなければならない.
- 家族アセスメントの視点(保護者の養育観，生育歴，育児協力者の有無など)が乏しいと虐待の早期発見や早期対応につながらない.

> **アセスメント**
>
> 利用者に対する情報を収集し，課題を分析すること.

早期発見・早期対応のための関係機関との連携と調整

- 子どもや家庭をめぐる問題は複雑・多様化しており，問題が深刻化する前の早期発見・早期対応，子どもや家庭に対するきめ細かな支援が重要となっている.
- 早期発見・早期対応のためには，都道府県(児童相談所)，市町村間の連携はもちろんのこと，福祉事務所，各障がい福祉施設，児童福祉施設，里親，児童委員，児童家庭支援センター，婦人相談所，配偶者暴力相談支援センター，社会福祉協議会などの福祉分野の機関のみならず，保健所，市町村保健センター，精神保健福祉センター，医療機関，学校，教育委員会，警察，民間団体，公共職業安定所など種々の分野の機関と連携を図るとともに，各機関とのネットワークを構築して，その活用を図ることが重要である.

関係機関などの連携を図るうえでの留意点

- 各関係機関の機能や仕組みおよび関連制度などについて把握しておく.
- 複数の機関が連携する場合，ケースの進捗状況や援助の適否，問題点，課題などについて特定の機関が責任をもって把握，分析，調整(ケースマネジメント)を行う必要があり，常にどの機関が行うか明確にしておくことが重要である.
- 個々のケースに関して他の機関に紹介するなどの場合には，子どもや保護者らの了解を得ることを基本とする. 了解が得られない場合においては，**参加機関に守秘義務が課せられる要保護児童対策地域協議会を活用するなど，プライバシー保護には十分留意する**.
- 市町村の子育て支援・母子保健事業は早期発見・早期対応の場となる(❽).
- 市町村では，母子手帳の交付時，妊婦訪問，母親教室，乳児健康診査，こんにちは赤ちゃん事業など養育に問題を抱えている家庭を把握する機会がある. また，医療機関では妊婦健診など保護者の相談や健診でかかわる機会があり，養育力に問題を抱えた家庭を把握することができるので市町村と医療機関の連携は重要である.

> **リスク要因と家族のストレングス**
>
> 児童虐待は，親の要因，子どもの要因，社会的な要因などが複雑に絡み合って起きている. しかし，それらの要因を多く有しているからといって必ずしも虐待につながるとは限らないが，虐待の恐れを適切に判断するためには，リスク要因とともに，虐待の発生を防ぐ家族のストレングス(強み)とのバランスを意識してアセスメントをすることが重要である.
>
> **ストレングスの把握**
> - 親の虐待の自覚
> - 課題の対処能力
> - 子どもの対処能力
> - 支援機関との関係

❽ 児童虐待の発生予防と早期発見・早期対応のための連携

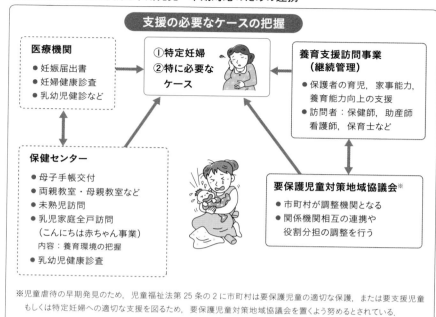

※児童虐待の早期発見のため、児童福祉法第25条の2に市町村は要保護児童の適切な保護、または要支援児童もしくは特定妊婦への適切な支援を図るため、要保護児童対策地域協議会を置くよう努めるとされている.

子育て世代包括支援センターの役割

- 児童福祉法の改正(2016〈平成28〉年)に伴い、子育て世代包括支援センター(母子健康包括支援センター)が新たに規定された. 市町村は同センターを設置するように努めなければならない. 2020年度末までの全国展開をめざし取り組むこととされている.

- 子育て世代包括支援センターは、妊娠期から子育て期にわたり、地域の関係機関が連携して切れ目のない支援を実施できるよう、必要な情報を共有し、自ら支援を行う、または関係機関のコーディネートを行う(❾).

❾ 子育て世代包括支援センター

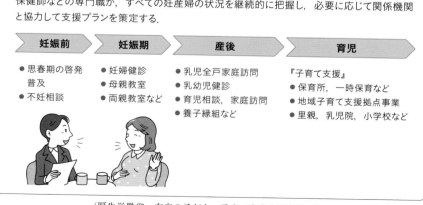

(厚生労働省. 在宅の子ども・子育て家庭支援事業の概要　参考資料7. 2015.)

▶ 妊娠期から子育て期まで「専門的な知見」「当事者目線」の視点からの支援を行う.

▶ ワンストップ相談窓口において個別ニーズを把握し，必要なサービスの相談支援を行う.

▶ 地域の関係機関とのネットワークの構築と，必要に応じた社会資源の開発を行う.

市町村と児童相談所の役割

- 市町村と児童相談所の基本的な役割分担の考え方として，市町村は虐待に至る可能性を抱えた子どもや保護者への支援と，軽度から中度の虐待ケースにおける在宅指導・支援をする.

- 一方，児童相談所は，虐待に起因する行動面や心理面の問題が生じている子どもへの支援と出頭要求など，子どもの安全確認のための緊急対応や，保護者からの分離による支援が必要な子どもの一時保護や，児童福祉法第 27 条による措置や，児童相談所による各種判定を必要とする子どもと保護者への対応をする.

- 2004（平成 16）年に市町村と児童相談所の役割分担について，専門性の高い困難事例は児童相談所が担い，軽微な相談は市町村が担うこととなっていたが 2017（平成 29）年の児童福祉法改正により❿のようになった.

- 改正によって市町村が子ども家庭支援の中心を担うことになり，さらに事例によっては児童相談所ではなく市町村が主たる機関として担当するのが望ましいと思われる事例もあり，新たに，児童相談所から市町村への送致が加えられた.

- しかし，支援をする際に，社会的資源を活用しながらの在宅指導や施設退所後の親子の再統合に向けて，共通理解や支援の方向性の一致を図るためにも共通リスクアセスメントシートは重要となる（❶）.

ワンストップ相談窓口

これまでのように複数の行政窓口をたらい回しにされたりせず，1 か所が相談の窓口になってくれる.

「送致」について

市区町村と児童相談所との狭間で適切な役割分担が図られなかったために，不幸な結果を防ぐことができなくなってしまうケースもある. 虐待対応は行政サービスや行政権限を重層的に，あるいは連続的に活用することが必要で，その意思表示や橋渡しのために送致の手続きがある.

送致の検討が必要な 4 つのケース
①緊急に一時保護が必要
②安全確認ができない
③判定を目的とした送致
④市町村では対応が困難
（厚生労働省. 子ども虐待対応の手引き. 2013.）

❿ **児童相談所と市町村の役割分担の改正点**

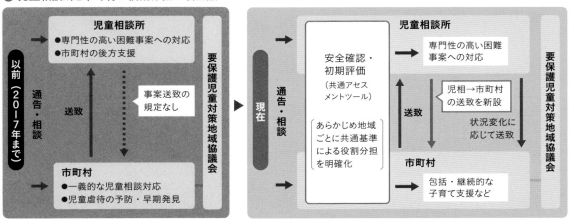

（厚生労働省. 第 4 回 市町村の支援業務のあり方に関する検討ワーキンググループ資料 3. 2016.）

⑪ 児童相談所と市町村の共通リスクアセスメントシート

児童名		性別	男 女	所属（名称）	
生年月日		年齢	歳 ヵ月	保，幼，小，中，高など	
報告内容					

1 総合評価

（1） 虐待の緊急度と重症度		（2） 虐待の種類		
	（根拠とした理由）	身体的虐待	ネグレクト・性的	心理的虐待

（3） 子どもと家族が直面している課題と虐待の背景として考えられる要因	（4） 家族や子どもの動向・希望・意見など
子どもおよび家族の行動や発言から，どのような課題や背景が考えられるか記載する	課題に対する考えや発言からどのように解決をめざすか，支援機関が把握した意見などを記載すること． また，課題解決への思いや関係機関との協働の可否などその把握に努める．

（5） 支援の目標（課題に対する対応および支援内容など）	（6） 家族構成（ジェノグラム）サポート体制など
子ども	32歳 会社員 — 25歳 パート 事務 5歳 保育所 頭部 火傷 ／ 3歳 保育所 ／ 妊娠中 6カ月
家族・その他	

（7） 次回・見直し時期		（8） 特記事項	
（9） 支援方針		（10） 担当区分	児童相談所・市町村
会議実施日	年 月 日	出席者	

（厚生労働省．子ども虐待対応の手引き．2017 を参考に作成．）

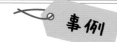 **保育士の虐待の気づきから**

　ショウタくん(1歳：男)は，最近，ハイハイからつかまり立ちと動きが活発になってきた．あるとき，保育士は着替えの際にショウタくんの右わき腹に大人の足型を押したような赤い腫れがあることに気づき，主任保育士に相談し，写真を撮り記録した．迎えにきた母親にショウタくんのあざについて尋ねると，「転んだわけではないので様子をみたい」と返答があった．

　翌日，ショウタくんは，ハイハイもしなくなり，おむつ替えや着替えのときにひどく痛がり泣くようになった．あざは昨日より熱っぽく感じたので，母親に医療機関の受診を勧奨すると「忙しいからすぐは無理．近日中に連れて行くので…」と慌てて駆け出して行った．その日のショウタくんは何をしてもぐずり泣いてばかりいた．

　次の日も母親は「家では泣かないので大丈夫」と言って保育士にショウタくんを預けると慌てて行ってしまった．ショウタくんのあざは相変わらず腫れていたので園長に相談した．園長は，「受診が必要なのに受けさせないのは虐待が疑われるので，虐待対応検討委員会を立ち上げ児童相談所に相談することにしたい」と話した．

　児童相談所は早速調査を開始し，結果は，右側の肋骨が2本骨折し，他にも鎖骨に古い骨折痕がみられたとのことであった．迎えに来た母親に結果を告げると「私は暴力を振るっていない」と強く否定したが，保育士は，園内には入ってこないが，車でショウタくんを送ってきていた男性を目撃していたことを告げ，尋ねると内縁関係であることがわかった．母親は観念したように「ショウタくんのしつけは男性に任せており，泣き止まないショウタくんのわき腹を蹴ったことを黙認した」と小声で肩を震わせながら話した．

　児童相談所はショウタくんを一時保護し，その間，母親はカウンセリングを受けた．今後は，要保護児童対策地域協議会と連携・調整し継続支援を進める予定である．

　通報を受けた児童相談所の担当者は，ショウタくんのわき腹の赤く腫れた写真や送迎時の様子など詳細な記録が子どもを救ったと，保育士たちの推察力や洞察力に感銘を受けていた．

 CHECK **連携・協働に至るまでの流れ**

> 家族構成：ショウタくん(1歳：男)　母親(32歳)事務職　内縁の男性(29歳)建設業

① 虐待の気づき：右わき腹のあざ，着替えとおむつ替え時の痛み(骨折・打撲の疑い)
② 職員間で課題の共有：母親はショウタくんの受診の勧奨に否定的
③ 経過記録を残す
④ 虐待対応検討委員会の立ち上げ
⑤ 児童相談所に通告
⑥ 要保護児童対策地域協議会との連携

◉引用・参考文献

- 厚生労働省．平成30年度 児童相談所での児童虐待相談対応件数（速報値）．2019．https://www.mhlw.go.jp/content/11901000/000533886.pdf
- 厚生労働省．子ども虐待対応の手引き．2013．https://www.mhlw.go.jp/seisakunitsuite/bunya/kodomo/kodomo_kosodate/dv/dl/120502_11.pdf
- 厚生労働省．児童虐待防止対策について．2017．https://www.mhlw.go.jp/file/05-Shingikai-10901000-Kenkoukyoku-Soumuka/0000131912.pdf
- 文部科学省．養護教諭のための児童虐待対応の手引．2007．p.22.
- 厚生労働省．在宅の子ども・子育て家庭支援事業の概要 参考資料7．2015．https://www.mhlw.go.jp/file/05-Shingikai-12601000-Seisakutoukatsukan-Sanjikanshitsu_Shakaihoshoutantou/0000104548.pdf
- 総務省．児童虐待の防止等に関する政策評価．2012．http://www.soumu.go.jp/main_content/000142669.pdf
- 厚生労働省．自由民主党「児童の養護と未来を考える議員連盟」資料．2018．https://www.mhlw.go.jp/file/05-Shingikai-12601000-Seisakutoukatsukan-Sanjikanshitsu_Shakaihoshoutantou/0000192980.pdf
- 厚生労働省．要保護児童対策地域協議会設置・運営指針 第3章．2007．https://www.mhlw.go.jp/bunya/kodomo/dv11/05-03.html
- 厚生労働省．第4回市区町村の支援業務のあり方に関する検討ワーキンググループ．2016．https://www.mhlw.go.jp/file/05-Shingikai-11901000-Koyoukintoujidoukateikyoku-Soumuka/0000144646.pdf
- 笠師千恵・小橋明子『相談援助 保育相談支援』中山書店．2014．
- 子ども虐待の予防とケア研究会『子ども虐待の予防とケアのすべて』第一法規．2003．
- 安部計彦『ストップ・ザ・児童虐待—発見後の援助』ぎょうせい．2001．

2-6 | 要保護児童家庭に対する支援

📖 **学習のねらい**

1. 要保護児童家庭に対する支援には，どのような支援があるか学ぶ．
2. 要保護児童対策地域協議会の機能を知る．

- 要保護児童とは，さまざまな理由で保護的支援を要する児童のことで，児童福祉法に定義されている（❶）．
- 要保護児童家庭に対する支援の中核となるのは，2004（平成16）年の児童福祉法の改正により法定化された，要保護児童対策地域協議会である（児童福祉法）．
- 要保護児童対策地域協議会は，各関係機関が連携して要保護児童などを継続支援する組織である．

要保護児童対策地域協議会の機能

早期発見・早期対応

- 児童虐待の情報が一元化できる．
- 関係機関の調整がとれた支援ができる．
- 相談ケースや気になるケースのたらい回しや放置が減少する．

関係機関の連携

- 関係機関同士の顔が見える関係となる．
- 他の関係機関の役割や機能を知り相互理解の促進となる．
- 多様な視点からの情報入手と支援策の検討ができる．
- ケースの理解や援助方針を多角的に総合的に検討できる．
- それぞれの関係機関の特色が生かされた多様な援助ができる．

関係者の知識や技術の向上

- 他の専門職がもつ知識や技術について知る機会となる．
- 関係者の認識・対応の温度差が解消できる．
- 関係者が課題を共有し，各機関の役割分担について確認の場となる．

> **児童福祉法 第25条の2 第2項**
>
> 「協議会は，要保護児童若しくは要支援児童及びその保護者又は特定妊婦に関する情報その他要保護児童の適切な保護又は要支援児童若しくは特定妊婦への適切な支援を図るために必要な情報の交換を行うとともに，支援対象児童等に対する支援の内容に関する協議を行うものとする」

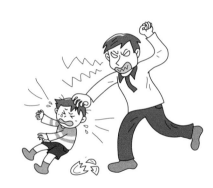

❶ 要保護児童対策地域協議会の対象者

①要保護児童（保護者のない児童または保護者に監護させることが不適当であると認められる児童）

《具体的な対象児と保護者の例》

- 保護者が虐待している子ども
- 保護者の著しい無理解または無関心のため放任されている子ども
- 保護者の労働または疾病などのため必要な監護を受けることのできない子ども
- 不良行為（犯罪行為含む）をなし，またはなす恐れのある子ども
- 孤児，保護者に遺棄された子ども，保護者が長期拘禁中の子ども，家出した子どもなど

②要支援児童（保護者の養育を支援することが特に必要な児童）

《具体的な対象児と保護者の例》

- 出産後の育児ストレス，産後うつ，育児ノイローゼなどによって子育てに強い不安や孤立感を抱える保護者とその子ども
- 食事，衣服，生活環境などについて，不適切な養育状態にある家庭など，虐待の恐れやそのリスクを抱え，特に支援が必要と認められる保護者と子ども
- 乳幼児健診未受診で，その後の受診勧奨にも応じ，今後の支援を必要と判断される保護者と子ども
- 児童養護施設などの退所または里親委託の終了により，家庭復帰した後の保護者と子どもなど

③特定妊婦（出産後の養育について支援が特に必要な妊婦）

《具体的な対象児と保護者の例》

- 要保護児童や要支援児童を養育しているなど，すでに養育の問題がある妊婦
- 未婚またはひとり親で親族など身近な支援者がいない妊婦
- 妊娠の自覚がない，また，知識がない妊婦や出産の準備をしていない妊婦
- 望まない妊娠をした妊婦，若年妊婦
- 精神障がい，知的障がいのある妊婦，アルコールや薬物依存の妊婦
- 経済的に困窮している妊婦
- 妊娠届の未提出，母子健康手帳未交付，妊婦健康診査未受診または受診回数の少ない妊婦など

要保護児童対策地域協議会の活動例

要保護児童対策地域協議会の活動例としては以下のような事例がある．

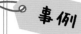 **要保護児童対策地域協議会がかかわったケース**

ソラくん（3歳）は軽度の発達の遅れがあり，保育所でも集団から外れて一人遊びが多い．ソラくんの保育所の送迎は主に父がしており，ソラくんに対して大声で叱ったり，よく頭や顔を叩いている．父は無職で母はスナックに勤務．夜遅く帰ってくる母親に父親はよく暴力を振るっている．現在，母親は妊娠中であるが「生みたくない」と保育士に話し妊婦健診は受けていない．親せき・近隣との交流はない．保育所の園長から市町村の虐待担当課（「要保護児童対策地域協議会」の事務局）に情報提供があった．

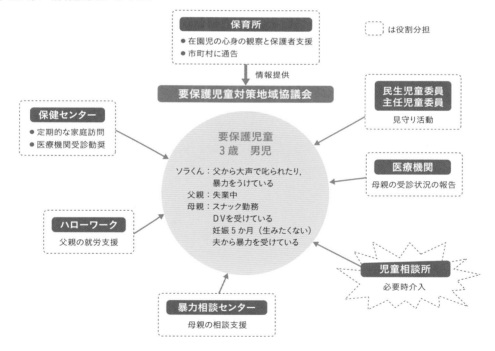

「要保護児童対策地域協議会」の個別会議で関係機関が課題を共有し，援助方針を確認しそれぞれの機関の特徴を生かした役割分担をする．

家庭の状況に変化があった場合は，都度，関係機関による個別会議を開催する．

- 事例のように要保護児童対策地域協議会が開かれたことにより，各関係機関が一同に集まりケースの緊急度の判定と迅速な対応が図られた．また，参加する関係機関（者）に守秘義務が課せられているので，子どもや保護者のプライバシーが守られている．
- ここでの保育者の役割は要保護児童対策地域協議会のメンバーとして他の関係機関と役割分担を確認しながら支援することが求められている．

考えてみよう！

幼児（5歳）と学童（小学3年）くらいのきょうだいが深夜ゲームセンターで遊んでいた．アルバイト帰りの学生が心配して，あたりをキョロキョロ見渡し，ちょっと待ってみても保護者らしい人はそばにいなかった．この場合，どこに相談したらよいか，考えてみよう．

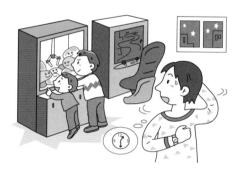

- 子どもや保護者が定期的に通っている保育所などは，虐待やDVに気づきやすいが，マスコミなどで事件として扱われているケースは，密室での出来事が多く，泣き声や子どものしぐさや行動などで気づいた近隣の住民などの通告が非常に重要となっている．

◉引用・参考文献
・厚生労働省．在宅の子ども・子育て家庭支援事業の概要．https://www.mhlw.go.jp/file/05-Shingikai-12601000-Seisakutoukatsukan-Sanjikanshitsu_Shakaihoshoutantou/0000104548.pdf
・厚生労働省．子ども虐待対応の手引き（平成25年8月　改正版）．2013．
・笠師千恵・小橋明子『相談援助 保育相談支援』中山書店．2014．
・子ども虐待の予防とケア研究会『子ども虐待の予防とケアのすべて』第一法規．2003．

第**3**章

児童虐待・援助を拒む家庭（事例から学ぶ）

- 第2章で学んだように，「児童虐待」は，近年の子育て支援における大きな課題となっている．第3章では，この児童虐待事例を通して，子育て支援の具体的な流れを学んでいく．ケースの発見（アウトリーチ）からアセスメント，計画の実施から評価まで，これまで学んできたことを，事例をもとに再確認してみよう．

- 子育て支援にかかわる保育士は，虐待を発見しやすい立場にある．保育士は虐待が疑われるケースを早期に発見し，親子に対する適切な支援を通して深刻な事態を食い止める重要な役目が期待されている．これまでの日常では実際に児童虐待と接することは多くなかっただろうが，改めて自覚をもって学んでいこう．

- 援助者側が問題を感じ援助の必要性があると考えても，援助を強く拒否されることがある．しかし，子どもの安全・安心を念頭に保育士はひとりで抱えこまず，チームで対応することが大切であり，緊急性が高い場合は即座に関係機関と連携・調整を図る必要がある．本章では援助を拒む事例に対し，家族にどうアプローチしていくか，その支援過程を紹介している．

3-1 | 児童虐待事例から学ぶ（事例 1）

 学習のねらい

1. 支援困難事例の背景について考える.
2. 児童虐待事例を通して具体的に学ぶ.

支援困難事例の背景要因

- 支援を開始する動機は，家族が何らかの問題をもち自ら相談に来所する場合と，児童虐待や DV（配偶者などから受ける暴力など）のように援助者側が必要を判断してかかわる場合の二通りがある.
- 児童虐待や DV など支援困難事例の多くは，援助者からの支援を拒むことが多い．しかし，子どもの心身の健康や安全のために緊急度の判断や対応方針の策定など，関係機関の連携や調整を図りながら対応することは非常に重要である.
- 岩間は，支援困難事例の要因を以下の 3 つに分類しているが，実際には，これらが複合して起こる場合が多い，と述べている（岩間，2014）.
  ①個人的要因（困難の発生源が本人の側にある者）
  ②社会的要因（困難の発生源が社会〈環境〉や関係性にあるもの）
  ③不適切な対応（援助者の不適切な対応によるもの）
- なかでも②の社会的要因はマクロレベルでの適切かつ柔軟なサービスが提供できる制度や政策，人員配置がない場合は援助者の力量だけでは解決が難しく，メゾレベルで地域住民と自治体で課題を共有しながら新たなシステムを検討する必要がある（❶）.

岩間伸之『支援困難事例と向き合う―18 事例から学ぶ援助の視点と方法』中央法規出版. 2014.

❶ マクロ・メゾ・ミクロレベル

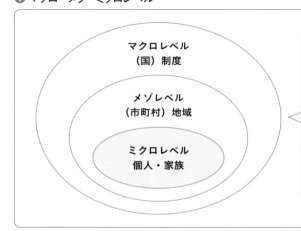

- さらに，岩間は支援困難な事例に対し相手とのよい援助関係を築くためのポイントとして以下の6点を挙げている（岩間，2008）.
  - ①本人との接点を確保する（例：保育所などに通所している場合は送迎時など，本人・家族と会う機会を活用）.
  - ②ともに存在する時間と空間を大切にする.
  - ③ありのまま受け止める（援助者の批判的・指示的態度は避ける）.
  - ④相談者の感情にアプローチする（感情の反映）.
  - ⑤会話を活用する.
  - ⑥協働作業（相談者）を大切にする.

岩間伸之『支援困難事例へのアプローチ』メディカルレビュー社，2008.

> **感情の反映**
> 相手の感情をそのまま受け止めて返すこと.

児童虐待事例を通して

- 支援困難ケースの一つに児童虐待があり，虐待加害者の面接や訪問は強く拒否されることが大半である. さらに，保護者のなかには虐待行為に対して「しつけの一環であり，自分もこのように育ってきた」という認識をもっていることが多々ある.

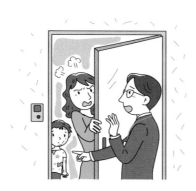

- したがって，子どもの安心・安全を確保するために通所施設（保育所・幼稚園など）は，子どもの見守りと家族間調整を図るために関係機関と連携しながら支援することが大切である.
- 一方，保育所などの通園を長期に休んでいる場合など，子どもの身の安全を確認できない場合は，児童相談所，福祉事務所などと連携し子どもの見守り体制を確立する.
- 支援計画の進め方は，一連の展開過程として，ケースの発見（アウトリーチ）から始まり，①アセスメント，②支援計画（プランニング），③支援の実施（インターベンション），④支援の評価（エバリュエーション）がある（❷）.
- ただし，緊急時（子どもの心身に重大な影響がある）などの場合は③の支援の実施（インターベンション）から進めることがあり，必ずしも前記の順の①〜④ではないことに留意する.
- 本書では，一連の展開過程を想定した事例を紹介する.

> **アウトリーチ**
> 援助の必要性があるにもかかわらず援助につながっていない. 援助に対して強い警戒感があるか，社会的につながりをもたないで孤立している状況をいう.

❷ 支援課程

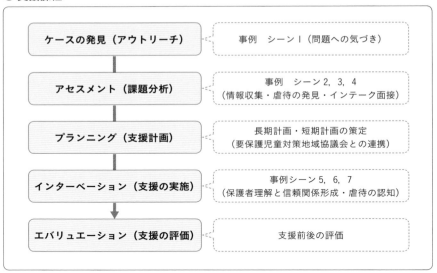

ケースの発見（アウトリーチ）

- 虐待は普通，家庭内で起こるため，直接現場を目撃することは少ないが，何らかのサインが出ていることが多い．保育者はそれらのサインを見逃さず，ケースの発見につなげたい．それには，虐待について学び，関心をもつアンテナを広くし，親子関係をみるときに，ことばだけでなく，かかわり方や行動まで観察する必要がある．➡**事例シーン1**

①情報収集・関係機関へ情報提供（アセスメント）

- 虐待（疑い）事例に遭遇したら，まず情報収集を行う．自分自身の思い込みに陥らないよう，同僚の保育士や施設の責任者とも相談する．さらに保健センターなど施設外の専門家とも相談し，情報提供を行う．➡**事例シーン2**

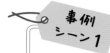

問題への気づき→ケースの発見（アウトリーチ）

　母親（32歳）は，いつも険しい顔でクミちゃん（4歳）を連れて保育所に登園する．クミちゃんが靴を靴箱にしまうときに，つまずき，片方の靴が飛んで母親のスカートに触れた．すると，母親は眉間にしわを寄せ「ちゃんとしなさい」とげんこつでクミちゃんの頭をゴツンと音が出るくらいの力で叩いた．クミちゃんは頭を抱え泣きながら「ごめ…」としゃがみこんだ．母親はいつもクミちゃんの落ち着きのなさとことばの遅れにイライラしている様子が伺えた．日頃から母親は，保育士には心を開かず，用事が済むと目も合わせずに出て行ってしまうのが常だった．担当保育士はこれまでのことを園長に相談した．園長は，「母親が入園当初からクミちゃんのことばの遅れを気にしている様子があったから，これを機会に保健センターと連携を取りながら対応しましょう」と答えた．

 CHECK **保育士の気づきのポイント**

　親子のギクシャクした関係

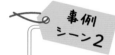

保健センターとの連携→アセスメント

　園長は，クミちゃんを迎えに来た母親に明るく挨拶をし，日頃のクミちゃんの様子を伝えながら，クミちゃんの保健センターの健診について尋ねた．すると，母親は緊張した顔で「健診は受けていません．うちの子は他の子に比べて遅れているのではないかと思っているが…」と答え，顔をふせてすぐ立ち去ろうとした．園長は母親の不安な気持ちを受け止め「保健センターにはことばや発達について相談にのってくれる専門職がいるので一度お話しを聞いてもらったらどうですか」と声をかけた．すると，母親の顔が少し和らいで，保健センターの発達相談の予約の了解が得られた．数日後，保健センターから，園長に児童発達医療センターでのクミちゃんの診断結果は軽度の精神発達遅滞であったと報告があった．

 CHECK **アセスメントのポイント**

　保健センターなどの健診時の情報を事前に把握

保育所の今後の予定（不足情報の収集）

- ▶母親との面談を計画する．
- ▶保健師と協働する（訪問時の情報を共有）．
- ▶夫婦の様子（身体・精神的状況，心理・社会的状況・経済・制度利用状況）
  ※家族全体の状況を把握することは支援方針の策定において非常に重要である．
- ▶保護者の養育の考え方，また，保護者はどんな環境で育ってきたかを把握する．
- ▶生活の状況・地域・近隣との交流など社会参加の状況についても把握する．

②支援計画（プランニング）

- 園内で虐待対策委員会を設け，関係機関（要保護児童対策地域協議会など）と連携・調整する．

プランニングの際に心がけること

- 長期目標と短期目標を決める（だれが，どこで，どのような援助をどれくらいの期間でするのか，できれば利用者〈保護者〉と協働で考える）．
- 利用者（保護者）は，どんな解決を望んでいるのか．
- 利用者の問題対処能力を推し量る（援助者からの情報提供などで自己決定し行動できるか，直接的な支援が必要かなど，利用者のストレングスを考えて計画を立てる）．

▶ **ストレングス**（参照：第1章 1-2 **3** 支援の計画と環境の構成 p.54）

事例の長期目標	●共働きと育児の両立支援(ゴールの確認) ●クミちゃんの養育支援
事例の短期目標	●保育所内で虐待検討委員会を立ち上げる ●保護者との信頼関係の構築 ●要保護児童対策地域協議会との連携 ●家族環境の把握 ●家族関係の調整

③支援の実施（インターベンション）

- プランに基づいて実行に移すことをインターベンションという．保護者が抱える課題を解決するためには個々の連携が重要である．この事例では，要保護児童対策地域協議会で検討し，各機関が課題を共有し会議で機関の特徴を生かした役割分担を確認しながらプランを実施していく．

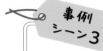

虐待の発見

　ある日，クミちゃんがお昼寝のパジャマを履きにくそうにしている様子がみられたので，見ると，お尻に大人の手形がくっきりと残り，赤く腫れあがっているのを担当保育士が発見した．担当保育士がクミちゃんに聞くと「転んだの」と答え顔を下に向けた．担当保育士と園長は迎えに来た母親に「ちょっとお茶を飲んでいきませんか」と声をかけた．母親は眉間にしわを寄せ「急いでいるので，また，今度にします」と立ち去った．

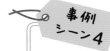

インテーク面接

　翌日，迎えに来た母親に園長が「急にどしゃ降りの雨になってきたのでここで小雨になるのを待ちませんか」と声をかけると，母親は「じゃ，ちょっと待たせてもらいます」と疲れた表情で返事が返ってきた．クミちゃんは保育室で他児と遊んでいた．
　母親は，「発達医療センターでいろいろ検査を受けて軽度の精神発達の遅れがあると告げられたが，それを認めがたい気持ちがあることと，うちの子が何度言っても同じ間違いばかりするのでイライラしている」と園長に小声で話しかけながら外の雨が小降りになってきたのをみて，急に立ち上がり園長が「もう少しお話を…」と声をかけるのも振り切り，クミちゃんに帰り支度を急がせてそそくさと帰っていった．

 CHECK インテーク面接のポイント

　受理面接ともいい，初めての面接をいう．ここでは信頼関係（ラポール）の形成を目指すことが大切となる．

考えてみよう！

ここまで事例を読んであなたがイメージするクミちゃんのお母さんはどんな人だと思いますか．保育士や園長が声をかけ続け信頼関係をとろうとするが，なかなか心を開かない．お母さんの心の状態について考えてみよう．

①保護者理解と信頼関係の形成

- 担当の保育士と園長が母親に声をかけて，話を聞いた．傾聴することで，だんだんと母親は心を開きはじめた．➡事例シーン5

②保育所内で虐待対応委員会を開催

- 面談の結果を職員に報告し，子どもの人権や安心・安全を考え，要保護児童対策地域協議会に連絡することを決定．

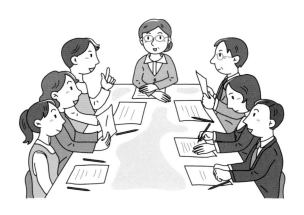

③第1回要保護児童対策地域協議会の開催

- 最初の要保護児童対策地域協議会が，以下のようなかたちで開かれた．

要保護児童対策地域経協議会の参加者

- ▶ 保健センター(保健師，精神保健福祉士・心理相談員，母子担当課の事務職)，児童相談所(児童福祉司)，保育所(園長・担当保育士)，人権擁護委員，子育て支援センター(保育士)，医療機関，社会福祉協議会(社会福祉士)，地域(民生委員〈児童委員を兼務〉，主任児童委員)
- 要保護児童対策地域協議会は，保健センターの母子担当課が事務局となり，キーパーソンは担当課の保健師が担った．

ケースの情報共有と課題の共有

- ▶ 身体虐待が繰り返されている(1歳半から4歳まで)
- ▶ 親に虐待の自覚がない
- ▶ 母子関係の調整(クミちゃんの落ち着かない様子と母親の険しい表情)
- ▶ 母親は近隣・友人との交流がない
- ▶ 夫婦に虐待を受けた既歴がある
- ▶ 父親は育児や家事に非協力的

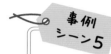

母親と 2 回目の面接

　3 日後，担当保育士と園長が声をかけると，前回の面談で少しラポール形成がされたためか母親のほうから話し始めた．家でクミちゃんは言うことを聞かないので，腹が立ち衝動的に子どもの頭やお尻をたたいてきた．父親（35 歳）もしつけには厳しく，「言うことを聞かない」と床に強く投げつけ鎖骨を折ったこともあった，と話す．私たち夫婦は幼少時に親から厳しくたたかれて育ってきたので，甘やかさないしつけを育児方針にしていると口角を引きながら顔面を紅潮して話す．

　園長と担当保育士は，母親の訴えをうなずきながら静かに聴いた（傾聴・受容）．母親は続けて「現在，パートで週 5 日間，8 時〜 17 時まで働いているので，家事と仕事でくたくたで育児が楽しいと思ったことはない．夫は，長距離運転手で家にいるのは月に 5 日間くらいで，久しぶりに帰ってきても酒を飲んで横になりテレビをみながら寝るので，私が何でも自分一人でやらなければならないし，そのうえ，子どもが言うことを聞かないと，つい手が出てしまう」と眉間にしわを寄せ険しい表情で話す．そこで，園長は「お母さんは仕事・家事・育児と 3 役をこなして頑張ってやってきたのですね．これからの育児などのことは一緒に考えましょう」と優しく声をかけると，母親は声を震わせて，「親類，知人，近隣など今まで誰にもこんな愚痴を言ったことはなかった」と頭を下げて帰った．

 CHECK　インターベンションのポイント

　子どもの安全と利用者との信頼関係

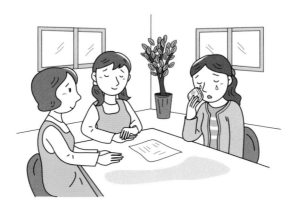

会議の結果

- 支援目標：家族状況（家族関係・保護者の養育方針・経済状況など）を把握し，関係機関で連携し，家族をケアしていくことの確認をする．

児童相談所	子どもの身体的状況から，すぐにも一時保護というわけにもいかないが，いざというときに施設が利用できる環境を整えていく．
保健センター	家庭や近隣の状況がわからないので保健師が訪問することとする．
地域	民生委員（児童委員），主任児童委員は巡回の機会に声がけし見守る．
保育所	子どもと保護者の関係を日常の送迎・保育で見守る．
子育て支援センター	保育所の閉園時（土・日・祝日など）は，地域の育児の相談や親同士の交流などを支援する．
人権擁護委員	法務局の職員と協力して人権侵害による被害者の相談をする．
医療機関	虐待が疑われる外傷などの治療時は関係機関と情報を共有する．
社会福祉協議会	育児などでボランティアの協力が必要なときは相談にのる．

④保健師（保健センター）の家庭訪問（目的：家族状況の把握と家族間調整）

- 第1回の要保護児童対策地域協議会の結果を踏まえて，保健センターの保健師が家庭訪問をすることになった．最初は心を開かなかった母親も，徐々に心を開き，自分の気持ちを話し始めた．➡事例シーン6

⑤第2回要保護児童対策地域協議会

- 保健師の家庭訪問を経て，第2回の要保護児童対策地域協議会が開かれることになった．

各機関からの情報の共有

保健センター（保健師から）	●父親は帰宅すると，パチンコなどのギャンブルに浪費し，経済的に困窮している．日中からアルコールを飲み，母親やクミちゃんに暴力や暴言をふるい夫婦仲が悪い．育児・家事に非協力的． ●夫婦とも身体的暴力を受けて育ってきており，子どもは厳しく育てるという育児方針をもっていた． ●信頼関係が取れた後，母親はクミちゃんに対する身体暴力は「しつけ」ではなく「虐待である」と認知した．
地域の民生委員主任児童委員	●家の前を通ったとき，父親の怒鳴り声と母親の奇声が聞こえ，子どもの泣き声が聞こえてきた．思い切ってチャイムを押すと，赤ら顔の父親が出てきて「なんだ」と追い返された． ●地域の人は父親のことを笑顔もなく暗い感じの人で，子どもと遊んでいる姿はみたことがないと話す．
保育所（園長・担当保育士）	●母親は，声をかけると挨拶をしてくれるようになった． ●クミちゃんは，遊びに夢中になると，おもらしをすることはあるが，自分から助けを求めて保育士に声をかけてくる．

会議の結果・各機関の役割分担

保健センター	●父親のアルコールやギャンブル依存について専門職（精神保健福祉士）と保健師で同伴訪問する（父親の在宅時）． ●母親の養育支援で保健師が家庭訪問を継続する．
社会福祉協議会	●母親の育児負担軽減のため，土日の休みに子育て支援センターや，近隣の公園に育児ボランティアの派遣を検討．
子育て支援センター	●子育て支援センターに来所した際は，近隣の保護者と交流の機会がもてる場をつくりたい．
保育所	●送迎時，積極的に母親に声をかけ，また，クミちゃんとの個別のかかわりの時間をもち大人との間の心の安定・安全を取り戻す．
主任児童委員 民生委員	●引き続き，地域の巡回時を見守る．
暴力相談センター	●相談電話を受けつけている．緊急時の対応も受けている．

事例 シーン6　保健師による家庭訪問

　ケース宅は，静かな住宅街の2階建てのアパートの1階に住んでいた．当初，保健師の訪問に対し母親は拒否的で「忙しい」「出かけるので」と理由をつけ断ることが多かった．数日後，母親は不眠が続き体調不良で休みをとっていたところに訪問すると近所の目を気にしたのか，家の中に招き入れてくれた．室内は整然としおもちゃもきれいに並んでいる．父親は，ギャンブルで金づかいが荒く，また帰宅すると酒は朝から飲むことがあることと，母親にも手をあげることが多くなり，「あんな人ではなかったのに…」と肩を落とす．

　最近は，夫婦仲が悪いので，つい落ち着かないクミちゃんにつらく当たってしまう．「自分でも行き過ぎたしつけをしているのではないかと思うときもある．しかし，イライラするときは子どもを殴ったり，蹴ったりしている自分を押さえることができない」と話す．さらに，母親は「夫は育児も家事も手伝ってはくれません．私はもうくたくたです」と話し涙を浮かべた．

　近隣や親戚との交流がないので外部からの訪問者は保健師だけであった．保健師は，母親のどこにもぶつけることのできない思いを受け止めるために電話や訪問などで頻回なかかわりをもった．度重なる支援により母親は保健師に心を開きクミちゃんへのたたく，蹴る行為はしつけではなく子どもの心身を傷つける行為（虐待）であることを認めた．

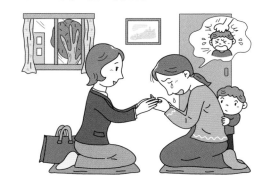

考えてみよう！

前記の事例を保護者の問題と子どもの問題に分けて考え，どんな生活課題があるか整理しよう．アセスメントのポイント（p.145）を考慮に入れて考えてみよう．

生活課題

生活のなかで生じる悩みや不安のこと.

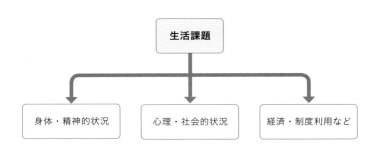

> **ヒント** 考える視点として身体・精神的状況・心理・社会的状況・経済・制度状況などの情報から問題別に下表に入れる.

- 身体・精神的状況→家族の病気や心身の状況
- 心理・社会的状況→日常生活の状況，地域・近隣の交流などの社会，参加状況，家族の人間関係などの状況
- 経済・制度利用状況→保護者の就労状況，住居環境や経済状況，保育所・子育て支援センターの利用状況

	父親の問題	母親の問題	子どもの問題
身体・精神			
心理・社会的			
経済・制度利用			

⑥保健師と精神衛生相談員の同伴訪問

- 第2回の要保護児童対策地域協議会の結果を踏まえて，再度，保健センターから保健師と精神保健福祉士が自宅を訪問することになった．**➡事例シーン7**

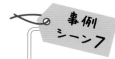

保健師と精神衛生相談員の訪問

　この日，父親はしらふの状態で，訪問に対し「何のために来たのか」と威圧的な態度であったが，母親が「あなたの体のことを心配して来てくれているのに…」と保健師と精神衛生相談員の間を取りもってくれた．

　すると，父親は「俺は，以前より酒を少し飲んでもすぐに酔いがまわり，好きなお酒が飲めなくなった．また，最近，非常にのどが渇いて夜中に目を覚ます」と自分の体の変化に不安そうな表情で話しかけてきた．また，子どものしつけに関しては，自分も厳しく育てられたので厳しく育てたいと話す．保健師と精神衛生相談員は，父親の話に耳を傾けながら「お父さんもつらく痛い思いの経験をなさってきたのですね」というと，父親は黙ってうなずいた．

　保健師と精神衛生相談員は「お話から現在の体の変化は一度診ていただいたほうがいいのではないでしょうか」と話すと，父親は「自分も気になっていたので病院に行こうと思っている」と返事があった．保健師は「クミちゃんの土・日曜日のお世話を母親の育児負担の軽減とクミちゃんの発達を促すために，社会福祉協議会の育児ボランティアなどの協力を得ることはどうか」と問うと，2人から「それはありがたい」と返答があった．

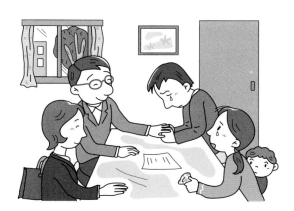

⑦第3回要保護児童対策地域協議会

- 3回目の要保護児童対策地域協議会では父親の悪性腫瘍の疑いで入院することとなり，家族の新たな生活課題が出された．これまでのプランの見直しを図りながら，臨機応変に対応する．

各関係機関の情報共有

保健センター （保健師・精神衛生相談員から）	●父親は受診の結果，肝臓と膵臓に悪性腫瘍の疑いがあり近日中に入院の予定となった．父親は顔色が悪く，保健師や精神衛生相談員に「入院するので不在時は妻の相談にのってほしい，また，子どものしつけは行き過ぎていた」と話す（現在，断酒をしている）． ●母親は「夫の急な入院で生活不安が増大し，クミちゃんがいたずらをすると，衝動的に手をあげそうになる自分の感情に気づき，虐待が再現しそうな気持ちと戦っている」と話す． ●両親はクミちゃんの軽度発達障がいの療育について，もう少し様子をみて考えていきたいと話す．
社会福祉協議会 （育児ボランティア）	●ボランティアは母親と一緒に子育て支援センターに行っている．そこで，母親は育児の辛さを共感しあったり，夫の入院のことなど家庭の事情も話せる気の合う人との関係ができた．
子育て支援センター （保育士から）	●子どもの発達に問題を抱えている母親がいたので，親同士がお互いに交流ができるようにさりげなく引き合わせたところ育児や生活について共感しあいメールの交換をしていた．
福祉事務所	●父親の急な入院により失業など経済生活が大変になったときは相談にのる．
児童相談所	●現在の虐待の状況が施設入所を要するものではないが，今後，夫の介護などで母親の育児が大変になったときは一時保護なども念頭に入れる．
保育所	●母親のクミちゃんに対する体罰がなくなったので，クミちゃんは安心して自分の要求を出すようになった（例：ケイくんのおもちゃ貸してほしいなど）．

会議結果から各機関（者）の役割分担

保健センター	●引き続き継続訪問する． ●クミちゃんの養育や生活について相談にのる．
児童相談所	●母親が父親の介護などで育児が困難になったときは，一時保護に備える．
子育て支援センター	●他の親との交流も広げていき，他児への関心も引き出していく．
社会福祉協議会	●引き続き育児ボランティアを派遣する．
保育所	●保護者の気持ちの受け止めと子どもの見守り．
地域（民生委員・ 主任児童委員）	●育児ボランティアと連携を取りながら見守りや保護者に声がけをしていく．

④支援の評価（エバリュエーション）

- 問題解決に向けて，実施目標は達成されたかどうか評価する（❶）.

考えてみよう！

p.146の短期目標をみながら，アセスメント時の状況が第3回要保護児童対策地域協議会後の状況と比較し，どう変化したか考えてみよう！

❶ アセスメント時の状況と要保護児童対策地域協議会での検討の結果

	支援前			支援後		
	1	2	3	1	2	3
子どもの身体状況	○					○
子どもの精神状況	○					○
虐待の継続	○					○
母親の身体・精神	○				○	
父親の身体・精神	○				○	
子どもへの感情	○				○	
夫婦の関係	○					
社会的サポート		○				○
養育知識		○				
虐待自覚	○					
経済状況	○			○		
協力者	○				○	
関係機関		○保育所				○

吹き出し:
- 父親からの暴力がなくなり母親同士の交流がもてるようになった
- 虐待はなくなり，自分の要求をことばで伝えることができるようになった
- 体罰はしつけであるという認知であった
- 体罰はしつけではなく虐待であると認知
- 入院予定 断酒
- 保育所，保健センターのみ
- 「要保護児童対策地域協議会」参加関係機関
- ボランティア，子育て仲間
- 「要保護児童対策地域協議会」参加関係機関

あり（悪い）＝1　　ややあり（やや悪い）＝2
なし（良い）＝3　　3に近づくほど状況は改善されていることとなる.

- この事例から，支援前の母親は，子どもに対する暴力・暴言はしつけの一環であり，わが家の育児方針であると言っていたが，関係機関（者）の援助によって虐待であることを認め，育児で苛立ちがあっても衝動的になる自分をおさえるようになった．また，子どもは保護者からの暴言や暴力に脅えていたが，自分の感情をことばで表現するようになった.
- 父親は，育児を母親にまかせっきりで，アルコールやギャンブル依存症であったが，保健師や精神衛生相談員による勧めで受診した結果，肝臓・膵臓の

悪性腫瘍の疑いで入院することとなった．健康に自信を失った父親は妻子に対する暴力はなくなり断酒し，行き過ぎたしつけであったと話すようになった．家族は近隣・親戚との交流はなく社会的な孤立状態であったが，育児ボランティアや子育て支援センターの母親との交流が増え育児不安が軽減されてきている．

- 今回は，担当保育士の虐待の気づきにより，要保護児童対策地域協議会に相談事例として連絡し，各関係機関(者)が課題を共有し，各機関の特徴を生かした役割分担で対応し改善が図られた．

Topics

虐待を受けて育った子どもの自尊感情

　虐待を受けて育った子どもは，「自分が悪かった」「自分のせいで両親が離婚した」など自尊感情が低められていることが多い．しかし，子どもが「生きていてよかった」と肯定できる心をもつことは，子どもが健全に育っていくためには必要不可欠である．さらに，親が子どもを大切に思っていることをことばで伝えることができれば，子どもは「自分は親に愛されている大切な存在だ」と自尊感情を育てることができる．

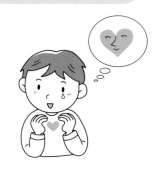

● 引用・参考文献
- 岩間伸之『支援困難事例と向き合う―18事例から学ぶ援助の視点と方法』中央法規出版．2014.
- 岩間伸之『支援困難事例へのアプローチ』メディカルレビュー社．2008.

3-2 | 援助を拒む家庭への支援（事例2）

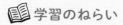 学習のねらい

1. 援助を拒む家庭の支援を事例を通して具体的に学ぶ.

• 以下の事例は，岩間が述べている支援困難事例の要因が複合している事例である.

▶ **支援困難事例の背景要因**（参照：第3章 3-1 児童虐待事例から学ぶ p.142）

経済が不安定―生活困窮・社会的孤立・育児放棄・親の疾病などの事例

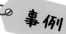 事例

≪育児放棄の発見≫生活困窮と社会的孤立のなかで育児放棄（置き去り）したケース

　ある日，二人は妊娠を機に結婚した. 父親は，建設関係の日雇いで，雨が降ると仕事がなくなり収入が不安定であった. 併せて心疾患で疲れやすい状態であったが病院には行かなかった. さらに，ギャンブルにふけ借金でライフライン（ガス・水道・電気）は途絶えがちとなり，夫婦はいつも険悪な状態であった. 母親は，幼少時虐待で施設の入所経験があり実家とは疎遠であった. 母親は身体的に，子宮筋腫があって手術を進められているが，夫に相談せず治療を放置していた. 父親は，子ども（カナちゃん）をかわいがる一方，泣くと布団に投げ出したりしていた. カナちゃんは，1歳を迎え保育所に入園した. ある日，母親は，カナちゃんを保育所に連れて行かず，一人置いて長時間家を離れた.

　カナちゃんの泣き声で近所の人が気をかけるようになってきていたが，今朝は，泣き声がずっと続く状況だったため，通っている保育所に相談に行った. 担当保育士は両親に連絡を取ったがつながらず，園長と相談し児童相談所に通報した. 児童相談所の児童福祉司が調査に行くと，誰もいない居間に泣きつかれてぐったりしているカナちゃんを発見した.

　カナちゃんの衣類は汚れており，おむつは大便と小便でずっしり重くなり下着も濡れて，口唇は乾き皮膚も乾燥していた. 児童相談所が，両親と連絡が取れたのは夕方であった. ケースワーカーは，両親と面談の機会を得たが援助に対し「構わないでほしい」と強く拒否された. しかし，ケースワーカーは，子どもの命の危険を感じ，一時保護について説明した. 両親はカナちゃんが保護されたことのショックと怒りをケースワーカーにぶつけた.

表面化した課題と水面下の課題を考える

演習

考えてみよう！

育児放棄した，ケースの背景を考えてみよう．

ヒント

経済・身体・家族関係，近隣との関係，育児観．

・❶は事例における表面化および水面下の課題をまとめたものである．援助を拒む本事例の家庭のように子どもの命に係わる育児放棄や身体虐待などの事件（表面化の課題）の対応には，まず子どもの身の安全確保が最優先となり児童相談所の一時保護などの措置などが必要となる．しかし，子どもの発達や育つ環境として水面下の課題（経済的困窮や保護者の健康，家族間調整，地域の孤立）などの複合する課題を視野に入れた支援を考えていかなければ問題は再燃する．

❶ 事例における表面化した課題と水面下の課題

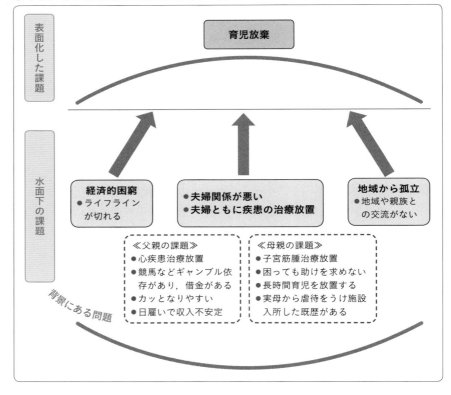

事例における問題点と対応のポイント

- 以下に事例における問題点と対応のポイントをまとめた.

問題点	対応
●子どもを置き去りにする ●生活困窮のためライフライン停止（水道・ガス・電気） ●夫婦関係が悪い ●父親の心疾患の治療放置 ●父親がギャンブル依存で生活費が不足，借金をしている ●母親の子宮筋腫の治療が必要 ●母親は困ってもＳＯＳを出さない ●母親は実母からの虐待既歴がある ●近隣・地域の交流がない 　（社会的に孤立状態）	●危機の介入（子どもを置き去りにしたことは虐待である）と伝えた⇒虐待の告知 ●関係者会議（情報の共有・方針の確認） 　（本事例の場合は会議に両親も参加した） ●信頼関係の構築（継続した支援） ●生活困窮者自立支援制度の利用 　（債務整理を進める） ●フードバンクの利用 ●父親の心疾患治療 ●母親の子宮筋腫の治療 ●児童相談所の一時保護と乳児院入所（親の入院中） ●保育所入所 ●地域の見守り体制（民生委員・主任児童委員）の継続

考えてみよう！

虐待事例や援助拒む事例の場合，支援者は家族との信頼関係を築くことは難しいことが多いが，事例から信頼関係をどのように築いたか考えてみよう.

ヒント

バイスティックの 7 原則

> **生活困窮者自立支援制度**
>
> 2015 年 4 月に制定.
> 生活困窮者の自立の促進を図るため，包括的支援をする.

> **フードバンク**
>
> 食品企業の製造工程で発生する規格外品などを引き取り，福祉施設などへ無料で提供する団体・活動がある.

▶ バイスティックの 7 原則（参照：第 1 章 1-2 ❶ 相談・助言の基本的姿勢〈保護者を力づける支援〉p.40）

- 本事例は，母親も父親もともに治療を要する疾患（子宮筋腫・心疾患）を放置し，生活困窮（父親のギャンブル依存症と日雇いで収入不安定）のためにライフラインがとまり借金を抱えていた. 乳児を養育していたが，育児協力者（親族・知人・近隣など）はなく，孤立した育児であった. さらに，夫婦関係が悪く母親は育児を放棄し乳児を置き去りにしたが，保育士や児童福祉司など各関係者は，水面下の問題に一緒に寄り添いながら支援し続けた. 両親は乳児を置き去りしたことは虐待であることを認知し，課題解決に向けて，関係者会議には両親も参加し感じた問題を率直に話し合い，どうしたらよいか具体的に提案しながら検討し，家族の再統合を図ることができた事例である.

◉ **引用・参考文献**
- 岩間伸之『支援困難事例へのアプローチ』メディカルレビュー社．2008.

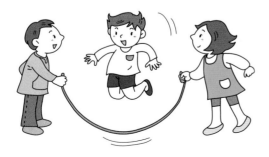

第 **4** 章

諸外国の子育て支援

- 自身について考えるとき，ほかの人はどうだろうか，ほかの国ではどうだろうかなど，他者や他国と引き比べて考えてみることは重要である．この章では，アジア諸国を中心に，日本以外の国の子育て支援の状況を学ぶ．国による違いが，文化的な背景の違いによることも理解しておこう．

- 現在，日本で増加しつつある外国人家庭にも，いろいろな文化的背景，国民性などがあることを改めて覚えておこう．

- 北欧の国，フィンランドでは，「ネウボラ」と呼ばれる家族支援の拠点がある．そのしくみや考え方を解説する．日本の子育て支援制度を考える際の参考としてみよう．

4 | 文化によって多様な子育て支援

学習のねらい

1. アジア・北欧など諸外国の子育て支援を学ぶ.
2. フィンランドの切れ目のない子育て支援「ネウボラ」について知る.
3. 諸外国と日本の子育て支援の違いについて考える.

アジアの子育て支援－6か国調査から－

- これまで，日本の子育て支援の現状と課題をみてきた．それでは，諸外国の子育て支援はどのように行われているのだろうか．下の❶は筆者らが2000年代に行ったアジア6か国の育児援助ネットワークの比較である.
- 女性（母親）の働き方のタイプにより，3タイプに分類しているが，女性がフルタイムで多く働いている中国とタイでは，保育所，家事労働者（メイド），夫，親族ともに子育てをしていることがうかがえる（濃い色のマス目は支援率が高いことを示す）.

中国

- 中国では，祖父母が早い定年を迎えて（調査当時は男性55歳，女性50歳）孫

❶ 育児援助ネットワークの比較

		フォーマル		インフォーマル		留意点
		施設	家事労働者	夫	親族	
タイプⅠ	中国	充足	高齢中国女性	常に家事育児をする	妻方／夫方の祖父母	融通のきく協同
	タイ	不十分	東南アジアの若い女性	常に育児をする	妻方／夫方の親族	融通のきく協同
タイプ2	シンガポール	充足	東南アジアの若い女性	育児をする	妻方／夫方の親族	家事労働者の役割：子育てではなく家事
	台湾	不十分	高齢台湾女性／東南アジアの若い女性	家事と育児をあまり担っていない	夫方，妻方／夫方の親族	
タイプ3	韓国	子どもの年齢別施設	韓国中年女性	家事育児をあまりしない	妻方／夫方の祖父母	近所と友人のネットワーク
	日本	母親の職業別施設	企業	家事育児をあまりしない	どちらかといえば妻方の祖母	「専業主婦」の孤立

※タイプⅠはフルタイムで働く母親，タイプ2は乳幼児期に母親が働くが学齢期になると子の教育のために退職，タイプ3は出産・育児で退職のM字型である.
（落合恵美子ら．変容するアジア諸社会における育児援助ネットワークとジェンダー．広田照幸監修・編著『リーディングス　日本の教育と社会　第3巻　子育て・しつけ』日本図書センター．2006．より作成）

の世話をしていた．子どもの親は父母ともに働き，祖父母が保育所の送り迎えや夕飯の支度などを日常的に行う．親族が子育てを行うことがここでは当たり前であった．

シンガポール

- 次に女性の就労率が高いシンガポールと台湾を見ると，シンガポールは保育所やアフタースクール（学童保育）が充実しており，国からの経済的援助も高い．また，住み込みの外国人メイドに家事一切を任せる家族が 16 ％（調査当時）であった．それに対して台湾は公立の保育所が不十分であり男性の育児参加が少ない．

日本・韓国

- 最後に日本と韓国であるが，東アジアにあるこの 2 か国は儒教の影響を受け「男女有別」「男尊女卑」の文化が残っているためか男性の家事・育児参加はほとんどない．保育所も十分ではなく（調査当時），そのため日本では専業主婦の孤立が起こっている．
- 文化圏を同じくするアジアにも多様な子育て支援のあり方が存在することがわかった．そのなかでも日本がとりわけ子育てを母親に任せきりにしていることがみてとれる．
- その後，母親が家事も子育てもすべて担うことが，「ワンオペ（one operation）」と呼ばれるようになった．
- 国は「女性の活躍」や「一億総活躍時代」などのスローガンで女性の就労と子育てを促す一方，保育所の待機児童の問題と，保育士不足も深刻である※．家事・育児が依然として母親に集中していること，そして働きたくても預け先がないことは，6 か国調査から 10 年を経っても変わっていない現状がある．
- アジア全体でみると，親族による子育てが特徴である．叔父や叔母，祖父母による子育ての部分的な手助けの他に，月曜から金曜まで，あるいは数年など，子どもが小さいうちは祖父母に預けるなど親に限定せず，親族が子育てにかかわる大家族の文化である．

※ 2017 年にはある母親がこの矛盾に満ちた状況に対して「保育所落ちた，日本死ね」というブログをアップし，大きな話題になった．

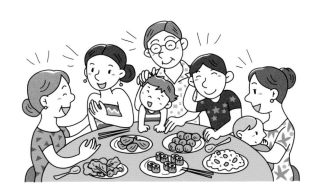

アジアの家事従業者（メイド）

　筆者らがインタビューに訪ねたシンガポール郊外の高層マンションでは，敷地にプールがあり，マンションの庭で数人のメイドたちが子どもを遊ばせていた．ここに住むKさんは共働きで，妻と1歳の娘，夫の母，そしてメイドと住んでいる．

　Kさんの話によれば共働き夫婦の月収は合わせて25万円程度で，住み込みのメイドの賃金は出身国によって異なるが，3～4万円で家事をすべてしてもらうことを考えれば高くないという．シンガポールでは当時16％の家庭が住み込みのメイドを雇っていた．メイドは，フィリピンやインドネシア出身の若い女性が多く，派遣会社を通じて雇う．なかには永く勤め，家族のような存在になるメイドもいるということであった．日本でも専門性をもつ外国人労働が認められるようになっているが，子育てや家事にかかわる外国人労働者がやがてはあらわれるかもしれない．

北欧の子育て支援

- 「親族が共同して子どもを育てる」アジアに対して「社会全体で子育てを支える」理念をもつのが北欧の子育て文化である．ここでは，近年「切れ目のない子育て支援」として日本でも注目されているフィンランドの家族支援の拠点である「ネウボラ」とその理念を紹介する．

切れ目のない子育て支援「ネウボラ」

- フィンランドの家族支援の拠点は，中学校区に一つあるネウボラと呼ばれる施設である．neuvoはアドバイス，laは場所を示す接尾辞であり，文字通り訳すと「アドバイスの場」となる．
- 妊婦は妊娠を確認するためにネウボラに行き，母親手帳を受け取り，ここで妊婦検診を受診する．その後，約7年の付き合いとなるネウボラナース（日本でいうところの保健師）との出会いである．
- 妊婦健診，産後健診，乳幼児健診などは❶のように定められており，一人のネウボラナースが一つの家族を担当する．この回数以外にも，何か不安なこ

❶ ネウボラに通う回数

マタニティーネウボラ	12～15回
子どもネウボラ	1歳未満は年8回 1～2歳児は年4回 3～7歳前までは年1回

❷ ネウボラナース室とネウボラナース

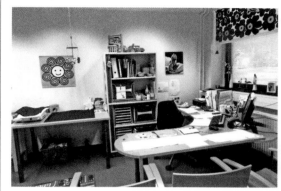 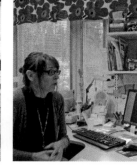

ネウボラナース室　　　　　　　　　　　ネウボラナース

とがあったときや，子どもの病気などの困りごとがあったときは，電話相談や予約をとって面談することもできる．また，家庭訪問を依頼することもできる．

- ネウボラナースは一人一部屋をもっている．病院とは異なり，友人の部屋へ行ったような話しやすい雰囲気が用意されている（❷）．

ネウボラの子育て支援のポイント→対話による支援

- フィンランドには「対話による支援（conversational help）」という考え方がある．これは支援者と親が対等な立場で対話をするスタイルの支援であるが，ネウボラナースはみな「支援者は説教をする存在ではない」という理念をもっている．
- 「子育てはこうでなければならない」とか「お母さん，もっと注意してください」など，上から目線で子育てを論じる説教風ではない．
- 親自身もわかっていてもできないことは多々あり，疲労や苦労を抱えて子育てをしていることを受け止めなければならない．日本においても，子育て支援者は教師や説教者であってはならず，フィンランドのナウボラナースのように親と対等に寄り添うことのできる専門職でありたい．

ネウボラにおける家族支援→妊娠時から小学校入学前まで

- ネウボラの特徴として，育児をする機会に親の心身の健康をフォローすることが挙げられる．父親（母親のパートナー）もネウボラに来ることになっており，ネウボラナースと面談をするなかで，夫婦仲は円満であるか，DVや児童虐待の兆候はないか，アルコール中毒やドラッグ中毒の兆候はないか，などが対話を通じて確認される．その意味ではネウボラは子育て支援にとどまらず家族支援と呼ぶほうがふさわしい．

- フィンランドの人口は少ないが（2018年：551万人），少ない子どもを社会が大切に育てようという理念がみられる．さらに子どもだけではなく，子育て家庭全体を包摂して見守る姿勢が日本とは異なっている．
- ネウボラにおける家族支援は，妊娠時から7歳で小学校に入学するまで原則として一人のネウボラナースに家族全員が見守られて過ごすことになる．
- その利用率は国民の99.5%であり，親族の有無や親の職業，移民であるなしに関係なく，国民のほぼ全員がネウボラの見守りを受けて子育て，子育ちの期間を過ごす．彼らのデータ（カルテ）は，基礎学校（小学校）入学後に学校保健師に伝達される仕組みになっている．
- 親族がいなくても，専門職であるネウボラナースがすべての子育てをフォローしていることの意味は大きい．ネウボラの標準化以降，乳児死亡率がヨーロッパでもっとも低くなった事実は「フィンランドの小さな奇跡」と言われている．
- さらに，児童虐待も大きくその数を減らしており，家庭に専門職が配属されることが子育ての困難を防ぐことが証明されているといっていいだろう．さらに，フィンランドはPISAで世界一位（2013年）になり注目された．それは子ども・子育てに国が力を入れている結果にほかならない．

育児パッケージ

- フィンランドは人口が少なく，農産物や鉱物のような資源も少ない．生まれてくる子どもは国家の大切な資源であると同時に，国民の大切な仲間である．
- 子育てしやすい国，フィンランドの育児を支えているのが，「育児パッケージ」と呼ばれる母親手当だ．赤ちゃんや親が使用するアイテムがパックになった箱で，毎年4万世帯に出産に際し，KELA（フィンランド社会保険庁事務所）から無料配布されている（❸）．

＊PISA
（Programme for International Student Assessment）.

PISA
国際的な学習到達度調査のこと．PISA調査では15歳児を対象に読解力・数学的リテラシー・科学的リテラシーの3分野で3年ごとに調査する．

❸ 育児パッケージ

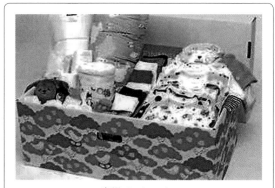

育児パッケージ

- 子どものベッドになる段ボールのなかに，当面必要なベビー服や，ベビーグッズ，また母親のためのグッズが入っている．買い物に出ることが難しい人々や，経済的に厳しい人々にはとくに役に立つ．正確にはこのパッケージか現金140ユーロの支給を選ぶことができるが，ほとんどの母親がパッケージを選ぶという．
- この箱の中身の特徴的なことは，男女別ではなく，ジェンダーフリーな服がたくさん入っていること，北国にふさわしく冬のスーツやフットカバーが入っていることである．箱そのものも北欧らしく美しい．
- このように，フィンランドの子どもは親だけではなく，社会に歓迎されて生まれてくる．ネウボラに続く子どもの医療費や教育費はすべて無償である．そのため，子どもをもたない人はその分高い税金を支払うことになるが，税金を支払うことによって次世代の子育てに貢献するというポジティブな気持ちをもっている．

北欧の子育て支援の理念

- ネウボラで両親に配布する資料（Rovaniemi City, 2015）には，以下のようにフィンランドの子育て理念が書かれている（❹）．「ネウボラでは…社会が子育ての主体であるという考え方が前提となっている．『あなた，あなたたち』が子育てをするのではなく，あくまでも『私，私たち』なのである」．つまり，子どもを育てるのは「親」ではなく「社会」であると言い切っているのである．

  Rovaniemi City. Early Childhood Education Service Guidance. 2015.

- これが，北欧諸国における子育ての理念である．親族が育てるアジア型の子育てとは大きく異なる．この理由は人口密度の低さや，冬期間の厳しさなど，一家族や一親族を越えて助け合わなければ生存が難しい立地であることが一番の要因であろう．
- 人と人が支えあうと同時に，国が子育てや介護に責任をもち，国民が国の政策を信じて税金を出し合うというところに北欧のもつ秩序と政府への信頼が

❹ ネウボラで配布される資料

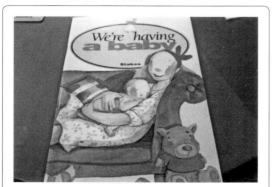

ネウボラで配布される冊子 "We're having a baby"

感じられる．ネウボラ制度も，子どもの医療費，学費，給食費の無償化は政権が変わってもずっと引き継がれているところに着目したい．

日本版ネウボラへの期待

- 2017年4月から，子育て世代包括支援センター（日本版ネウボラ）の設置努力義務が厚生労働省より地方自治体に出された．この子育て世代包括支援センターが，従来の子育て支援拠点とどのようにリンクし，どのような支援を展開していくのかはまだその結果を待たなければわからない．フィンランド・ネウボラナースの対話力や対等性のある視点をもった支援が行われることを願うものである．

- しかし，一ついえることは，日本における子育て支援の理念をしっかりと見直し共有するべきだということである．1994年のエンゼルプラン以来，日本の子育て支援の目的は「少子化対策」だったのではないだろうか．社会で子どもを育てるという発想はなく，本来子どもを育てるべき親（とりわけ母親）を「支援してあげる」という視点に終始しているのではないだろうか．

- 「子育て支援」という概念が使われるようになって25年が経過しようとしている．この間，理念は確立されず，少子化は進行した．北欧の政策を表面的に参考にしても，子どもを育てるのは誰なのかについて再度議論しない限り，現在の状況は脱出できないだろう．私たちは目の前の親子を支援すると同時に，この国の子育ての主体を考えていきたい．

今後に向けて思うこと

- 女性も男性も子育て期に仕事を続けることができれば，子どもを多く育てる余裕が出てくる．わずか10年程度の子育て期に，仕事を継続できないような長時間労働，育児休暇の取りづらさ，保育所の入りづらさ，「子育ては母親が担うもの」というような母性神話など多くのハードルが私たちの社会には待ち構えている．

- しかし，世界の動向は「仕事も家庭も個人の時間も」のワーク・ライフ・バランスである．働き続けることに苦労している人がいたら世界トレンドを伝えてほしい．

- 親だけが子どもを育てるのではない．社会が子どもを育てるのだという理念がいきわたったとき，子育て支援はより，実のあるものになるであろう．

Topics

女性の就労と出生率の関係

　日本は，「女性の社会進出が少子化をもたらしたのではないか」という疑問をもつ者も少なくないだろう．確かに，日本でも1970年代には，働く女性には子どもが少なかった．しかし，2000年のOECD加盟国での調査結果はこれを覆すものであった．下のグラフから，女性労働力率と子どもの出生率は正の相関を示していることがわかる．つまり，働く女性が多い国ほど多くの子どもが生まれ育っているのである．

　日本は，1990年以降，経済はバブルの崩壊と長期不況の停滞期に入り，家計費の補助として女性の就労人口は伸びたが，北欧諸国に比べると低い状態である．再び，グラフをみてみよう．ノルウェー，デンマーク，フィンランド，スウェーデンの北欧4か国は右上方に位置している．日本は左下に位置しており，女性の労働力率，合計特殊出生率がともに低い群ということになる．また，日本よりさらに左下に位置するイタリア，ギリシャ，スペインが財政難に陥っていることは象徴的である．

　女性労働力率が高い背景には，産休や育休が整い，男性の家事・育児参加率も高く，ネウボラなど国からの育児サポートも大きいということがある．女性たちは子どもを生む時間的，経済的余裕があり，周囲からのサポートがあって，生き生きと社会の一員として活躍できるのである．

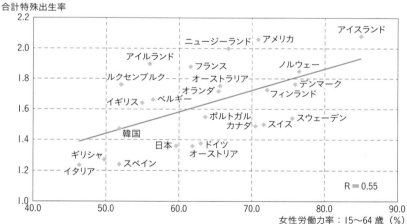

OECD加盟24か国における合計特殊出生率と女性労働力率（15〜64歳）：2000年

（注）女性労働力率：アイスランド，アメリカ，スウェーデン，スペイン，ノルウェーは，16歳〜64歳．イギリスは16歳以上．
（Recent Demographic Developments in Europe 2004，日本：人口動態統計，オーストラリア Births, No.3301，カナダ：Statistics Canada，韓国：Annual report on the Vital Statistics，ニュージーランド：Demographic trends，U.S：National Vital Statistics Report, IOL Year Book of Labour Statistics より作成）

 演習　女性の就労率と合計特殊出生率の関係について話し合ってみよう．

Topics

ワーク・ライフ・バランスと子育て

　1980 年代のイギリスで「ワーク・ファミリー・バランス」という概念がつくられた．訳すと「仕事と家族時間の調和」という意味である．仕事をしながら家族の責任を果たす権利，長時間労働の禁止や家族との時間を確保する権利が含まれている．その後，独身者の増加や，家族をもたない人々が増えたことから「ワーク・ライフ・バランス（仕事と個人生活の調和）」という表現に変わった．

　日本では 2007 年に内閣府がワーク・ライフ・バランス憲章を策定した．ワーク・ライフ・バランスの考え方は，仕事と家庭の両立はもちろん，それに加えて個人としての時間（趣味の時間，ボランティア，地域活動，スポーツ，行楽その他）をバランスよく過ごすという意味をもつ．とくに，日本の男性の職業時間は長く，職業上の成功が人生の成功であるかのように考えられてきた．しかし，仕事だけではなく，「楽しいことのチャンネルがたくさんあるのが豊かな人生ではないか」と男性学を牽引してきた富永誠司は言う．彼の言説は「人生多チャンネル論」と呼ばれ，男性の生き方のパラダイム（枠組み）転換を提案している．

　ワーク・ライフ・バランスを考えると，労働環境は重要である．有給休暇や残業時間に関する法律をみると北欧諸国は非常に豊かである．

　親だけが子どもを育てるのではない．社会が子どもを育てるのだという理念がいきわたったとき，子育て支援はより実のあるものになるであろう．

　現在いる親子を力づけることは，子育て支援に携わるものとして非常に大切である．そのうえで，将来の子どもたちへと繋ぐビジョンを描いてみたい．

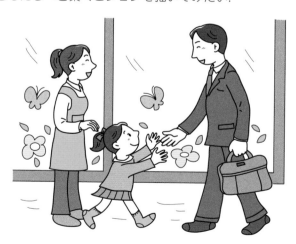

◉ 引用・参考文献
- 落合恵美子ら．変容するアジア諸社会における育児援助ネットワークとジェンダー．広田照幸監修・編著『リーディングス　日本の教育と社会　第 3 巻　子育て・しつけ』日本図書センター．2006.
- 外務省．フィンランド基礎データ．2019．https://www.mofa.go.jp/mofaj/area/finland/data.html
- Rovaniemi City．Early Childhood Education Service Guidance．2015.

第 5 章

子育て支援の
今後に向けて

- ここまで学んできたように，日本における子育て支援は，日本社会の構造的な変化を踏まえて取り組んでいく必要がある．保育士をめざす皆さんは，改めて保育士としての自分が，子育てをしている保護者たちになにができるか考えてみよう．

- 現在，日本では，待機児童と保育士の不足が問題になっている．これから保育士となり，母になるかもしれない皆さんも，自身の問題として，これらについて考えていこう．

5 | 子育て支援の現状と課題

学習のねらい

1. 家族や地域のなかで子育て支援に何が求められているか振り返る.
2. 日本の子育てと諸外国の子育てを比較して何が違うか考える.
3. 多様な支援ニーズが求められている保育士の質の向上に向けて必要なことは何か考える.

人とのつながりをどうつくっていくか

- 人との関係が薄れ, 従来, 自助・共助として家族や地域で解決してきた子育ての悩みごとや伝承文化・育児協力などは, 近年得られがたくなってきている.
- 人とのつながりを強化するために, 従来の方法をそのまま踏襲しようとしても産業構造や家族構造の変化, 近年の人々の価値観の多様化などがあり, そのまま当てはめることはできない. したがって, 今後は「今日的な人とのつながり」を意識して構築することが求められる.

子育て支援における包括的・継続的な支援

- 2016(平成28)年の児童福祉法の改正において子育て不安や児童虐待の増加など, 妊娠期からの支援が必要であると, 母子健康包括支援センター(子育て世代包括支援センター)が法定化された. これにより妊娠期から育児期までの継続的な支援システムが開始される. 子育ては子どもが自立するまで続く長期的な事業であるが, 親になる前に小さな子どもの世話をしたことがあるかという問いに約半数の親がないと答えており, 親教育プログラムが必要であると考える(原田, 2006).

原田正文『子育ての変貌と次世代育成支援—兵庫レポートにみる子育て現場と子ども虐待予防』名古屋大学出版会, 2006.

- 今後, 育児や虐待予防などの包括的・継続的な支援を考えるうえで支援対象の年齢幅を若年層に広げることも視野に検討する必要がある.

子育てとジェンダー

- 男性が育児や家事に費やす時間をみると, 2016年における日本の6歳未満の子どもをもつ夫の家事・育児関連時間は1日当たり83分で2011年の調査に比べて16分増えているものの, 先進国中最低の水準にとどまっている(総務省, 2017).

総務省. 生活時間に関する結果. 社会生活基本調査, 2017.

- 2010(平成22)年に, 育児休業法は両親ともに取得した場合に休業期間を1歳2か月まで延長できる「パパ・ママ育休プラス」の導入などの改正がなされ, さらに, 2014(平成26)年には, それまでの休業給付が, 休業前賃金の50%

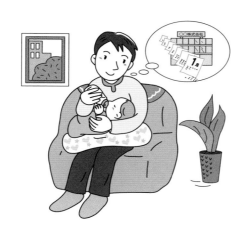

であったが，最初の 180 日間は，支給額を賃金の 67％に増額させるという改正がなされた.

- 育児休業法は二度の改正を行っているにもかかわらず，男性の育児休業取得率は長期的にはやや上昇傾向にあるものの，現状では 6.16％にとどまっており，ほとんどの男性は制度を利用していない実態がある（厚生労働省，2019）.

厚生労働省. 平成 30 年度雇用均等基本調査. 2019.

- 今後，子育て支援政策と労働政策がリンクしなければ，母親にとって一番身近な存在である父親がともに育児ができる時間の確保は難しい.

保育士をめぐる動向

待機児童と保育士不足

- 2019 年で待機児童は 16,772 人となっており，受け皿（保育所・小規模保育など）が増えているにもかかわらず，なかなか充足されていない現状がある（厚生労働省，2019）. 国は，待機児童の受け皿の拡大を大幅に進めているが，現在，保育現場は保育士不足が深刻で，有効求人倍率は年々高くなり，全国で 3.20 倍，東京都で 6.44 倍（2018 年）と保育の担い手の確保は喫緊の課題となっている（厚生労働省，2019）.

厚生労働省. 保育所等関連状況取りまとめ（平成 31 年 4 月 1 日）. 2019.

厚生労働省.「保育士確保集中取組キャンペーン」について（全体版）. 2019.

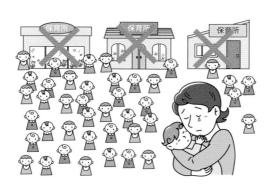

保育士のキャリアアップ

- 近年，多動で落ち着かない，人の話が聞けない，不器用など「気になる子」が増えている．保育現場はこれまでの保育士の専門知識や技術では対応が難しくなってきている事例が増えてきており，より専門的な知識を補う必要性が求められている．

- また，近年，一般児も障がい児も「ともに育ちあう」インクルージョンの実現に向けて，障がい児の保育所入所率が増加してきている．あわせて，小学校移行支援にむけて療育機関，教育機関，医療機関など多職種（機関）との連携・調整機能なども強く求められてきている．

- さらに，「病児保育」「医療ケア児」など，より専門性の高い保育が求められてきているが，それらの体系化された研修計画の保障の場がない．

子どもの最善の利益

- 2016（平成28年）の児童虐待防止法の改正（第14条）で「親のしつけを名目とした虐待は認めない」ことが明記された．このことは一歩前進したが，民法の第822条の親の懲戒権との整合性がなければ，子どもを虐待から守ることは難しい．

地域子育て支援

子育て家庭のニーズ

厚生労働省委託事業，子育て支援事業政策に関する調査研究，2003.

- 子育ての相談の場や子ども同士の出会いの場は，地域子育て支援拠点事業で少しずつ充足されてきてはいるが，何かあったときに子どもを預けられる人がいない親は約4割いる（厚生労働省委託事業，2003）．ファミリー・サポート・センターやNPO法人の子育て支援団体はあるが，急な対応には応えることはできない現状である．

- 子育て家庭のニーズ調査で，身近なところで親子が気軽に行ける場や，またいつでもどこでも相談できる仕組みが欲しいという声があり，情報機器を利用したサービスを試みている市町村もある．

- 今後，IT機器を活用していつでもどこでも安心して相談できる体制づくりについて市町村や民間機関，地域住民も含めて検討する場が求められる．

- 親子で交流できる場は園庭開放や，子育て支援センターなどあるが，子どもを預けて親がリフレッシュ（レスパイト）できる場が必要であると考える．

- 現在，認可保育所の一時保育の利用はパート勤務者などの利用が多く，専業主婦のリフレッシュは使い難いという声がある．

- 「ファミリー・サポート・センター事業」は，住民同士の支えあいの活動であり，保育の補助機能として多様なニーズを柔軟に受け止め子育て支援の狭間

レスパイト

休息・小休止・息抜きの意味．

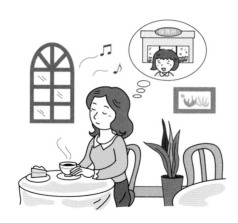

を支える機能としての役割は大きいが「提供会員」が不足している課題がある（山下ら，2011）．

- また，この事業は「提供会員」や「依頼会員」の調整役として事務局にアドバイザーを配置しているが，「提供会員」の地区や人員不足などの問題があり「急な保育の依頼」には難しい現状がある．

山本基貞．地域の子育て支援事業の現状と課題（その1）―ファミリー・サポート・センター事例による検討―．第22回日本発達心理学会発表論文集2011．2011．

子ども・子育て支援制度の改正

- 子ども・子育て支援法の一部改正法が2019（令和元）年10月に施行され，原則3〜5歳児クラスの幼稚園，保育所，認定こども園などの利用料が無償化された．
- 子育ての負担感について国が親に調査した結果，「保育所や幼稚園にかかる費用」について1番負担があると6割以上の親が答えていた（厚生労働省，2005）．

厚生労働省．第5回21世紀出生児縦断調査（平成13年出生児）．2005．

- したがって，無償化は保護者の経済的支援につながると考える．しかし，無償化は，対象となる年齢や施設などの制限があり幼児のすべてが無償化になるわけではない．
- さらに，待機児童や保育士不足の問題や保育・教育の一元化，保育の質の確保などの課題が積み残されたままであり，早急にその対策を講じる必要がある．

諸外国と日本の子育て支援

保育の質の評価

- 保育の質の向上についてもイギリスやニュージーランドでは国の機関が定期的に評価しその結果を公表しているが，日本の保育所の評価に対する取り組みは法律上，第三者評価は義務ではなく任意となっており，保育所の第三者評価の受審率は6.45％と非常に低い状況である（全国社会福祉協議会，

社会福祉法 第78条

「社会福祉事業の経営者は，自らその提供する福祉サービスの質の評価を行うことその他の措置を講ずることにより，（中略）良質かつ適切な福祉サービスを提供するよう努めなければならない」

全国社会福祉協議会．全国の受
審件数・実施状況（主な福祉施
設・サービス別件数）．2018.

2018）．さらに，運営には利用者の意見や保育への反映ができる仕組みが重
要である．

第1章　保育計画及び評価

3　保育の計画及び評価
（4）保育内容等の評価
　イ　保育所の自己評価
（ア）保育所は，保育の質の向上を図るため，保育の計画の展開や保育士等
　　の自己評価を踏まえ，当該保育所の保育の内容等について，自ら評価を
　　行い，その結果を公表するよう努めなければならない．

厚生労働省編『保育所保育指針解説（平成30年3月）』

子育て支援全体の予算

・「家族関係社会支出」とは，国民総生産（GDP）と子育て支援給付との比であ
るが，諸外国と比較すると支出の高い国はイギリス（3.79％）がトップで次い
でスウェーデン（3.64％），フランス（2.92％），ドイツ（2.23％），アメリカ
（0.69％）となっており，日本は1.31％と欧州諸国と比べて低水準となってい
る（内閣府，2015）．

**家族関係社会支出（各国
対 GDP 比）**
- - - - - - - - - - - - - - - - - -
現金給付（児童手当，出産，
育休など）と現物給付（保
育サービスなど）を合わせ
た支出のことをいう．

内閣府．家族関係社会支出（各
国対 GDP 比）．2015.

子育て支援の理念

・わが国の子育て支援は，1.57ショックの少子化問題を背景に「仕事と育児」の
両立支援策をいろいろ打ち出してきたが，子育ての不安感や負担感は減少す
る様子はない．家庭は，子どもにとって愛情に包まれ基本的信頼感や倫理観
を身につけていく大切な場である．しかし，仕事優先の日本の風土が子育て
の喜びを家族・地域・社会で共有するゆとりがない．ライフ・ワーク・バラ
ンスの実行が急がれる．

・子育ては，子どもの成長に伴ってかかわっていく人の数（たとえば両親から
保育士，学校の先生など）が増えていき，豊かな情操や社会的マナーを学ん
でいく．その意味で子育ては社会全体で担っていくという理念が重要である
と考える．

◉ **引用・参考文献**

- 原田正文『子育ての変貌と次世代育成支援―兵庫レポートにみる子育て現場と子ども虐待予防』名古屋大学出版会．2006．
- 原田正文ら．児童虐待発生要因の構造分析と地域における効果的予防法の開発．平成 15 年度厚生労働科学研究(子ども家庭総合研究所保護事業)報告書．2004．
- 総務省．生活時間に関する結果．社会生活基本調査．2017．
- 厚生労働省．平成 30 年度雇用均等基本調査．2019．
- 厚生労働省．保育所等関連状況取りまとめ(平成 31 年 4 月 1 日)．2019．
- 厚生労働省．「保育士確保集中取組キャンペーン」について(全体版)．2019．https://www.mhlw.go.jp/content/11907000/000470882.pdf
- 厚生労働省委託事業．子育て支援事業政策に関する調査研究．2003．
- 山本基貞．地域の子育て支援事業の現状と課題(その 1)―ファミリー・サポート・センター事例による検討―．第 22 回日本発達心理学会発表論文集 2011．2011．
- 厚生労働省．第 5 回 21 世紀出生児縦断調査(平成 13 年出生児)．2005．
- 全国社会福祉協議会．全国の受審件数・実施状況(主な福祉施設・サービス別件数)．2018．http://www.shakyo-hyouka.net/appraisal/sys_c34a_201812.pdf
- 厚生労働省編『保育所保育指針解説(平成 30 年 3 月)』フレーベル館．2018．p.55．
- 内閣府．家族関係社会支出(各国対 GDP 比)．2015．https://www8.cao.go.jp/shoushi/shoushika/data/gdp.html

索引

太字は図表中の項目を含む

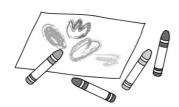

中山書店の出版物に関する情報は，小社サポートページを御覧ください．
https://www.nakayamashoten.jp/support.html

子育て支援

2020 年 7 月 7 日　初版第 1 刷発行 ©

〔検印省略〕

監修・執筆 —— 小橋　明子

編集・執筆 —— 木脇　奈智子

執　筆 —— 小橋　拓真，川口　めぐみ

発行者 —— 平田　直

発行所 —— 株式会社 中山書店
〒112-0006　東京都文京区小日向 4-2-6
TEL 03-3813-1100（代表）　振替 00130-5-196565
https://www.nakayamashoten.co.jp/

本文デザイン —— ビーコム

装丁 —— ビーコム

イラスト —— 市村玲子

印刷・製本 —— 三報社印刷株式会社

Published by Nakayama Shoten Co., Ltd.　　　　　Printed in Japan

ISBN　978-4-521-74832-0

落丁・乱丁の場合はお取り替え致します

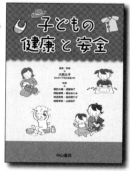
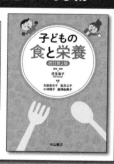
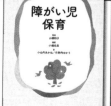